思维导图学伤寒

主编　赵 翔　王 磊　刘 斌

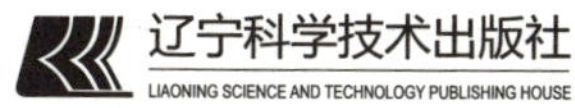

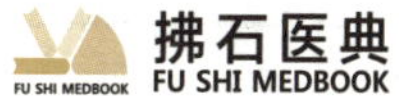

图书在版编目（CIP）数据

思维导图学伤寒 / 赵翔，王磊，刘斌主编.
—— 沈阳：辽宁科学技术出版社，2025. 1.
ISBN 978-7-5591-3976-4
Ⅰ. R222.2
中国国家版本馆CIP数据核字第20248QK674号

出版发行：辽宁科学技术出版社
北京拂石医典图书有限公司
地　　址：北京海淀区车公庄西路华通大厦B座15层
联系电话：010-57252361/024-23284376
E - mail：fushimedbook@163.com
印 刷 者：河北环京美印刷有限公司
经 销 者：各地新华书店

幅面尺寸：145mm×210mm
字　　数：222千字　　印　　张：9.75
出版时间：2025年1月第1版　　印刷时间：2025年1月第1次印刷

责任编辑：陈　颖　　责任校对：梁晓洁
封面设计：咏　潇　　封面制作：咏　潇
版式设计：咏　潇　　责任印制：丁　艾

如有质量问题，请速与印务部联系　联系电话：010-57262361

定　　价：59.00元

编委会

主　编　赵　翔（枣庄市立医院）

王　磊（枣庄市市中区妇幼保健院）

刘　斌（枣庄市市中区永安镇中心卫生院）

副主编　杜琳琳（枣庄市中医医院）

申　康（枣庄市中医医院）

前言

近年来，国家高度重视中医，并将中医学的发展提升至国家战略。可以说中医事业又迎来了一个新的高速发展机遇期。

《伤寒论》是东汉末年医圣张仲景的代表作。该书表面看是一本外感巨著，实则是一部以外感病为契机，融理、法、方、药于一体，具有完整辨证论治体系与丰富辨证论治思想的一部重量级古典医书，长期指导着历代医家的临床实践。如果把《内经》看作是中医学的理论基础，那么《伤寒论》就是中医学的临床实践的典范，这也是后世医家将本书列入中医学四大经典的原因所在。

自古以来，历代名家不断对《伤寒论》条文进行了各种整理和注解，有逐条注解的，有打乱原书条文重新编写的，或以法或以方各具特色。但对初学伤寒者来说，面对数百条原文，还是容易犯晕，捋不清头绪，不知从哪下手为好。

为解决这一难题，本书在编写时重点体现了“读经典、做临床”的实战精神，内容框架全部以思维导图形式列出，直观展现原著的整体结构与六经层次，更便于初学者捋清原著脉络。书中对部分不易理解的古代证候词汇作了解释和标注，还专门罗列出《伤寒论》113首经方所对应的相关条文。此外，书中还附录了伤寒论398条原文的白话译文。

希望这种形式新颖、分类清晰、注释详尽且结合思维导图的方式，能更好地方便中医爱好者、学生和中医师们学习查阅《伤寒论》，让经典在今天的临床中再放异彩！

希望本书能够给《伤寒论》的学习者带来帮助。

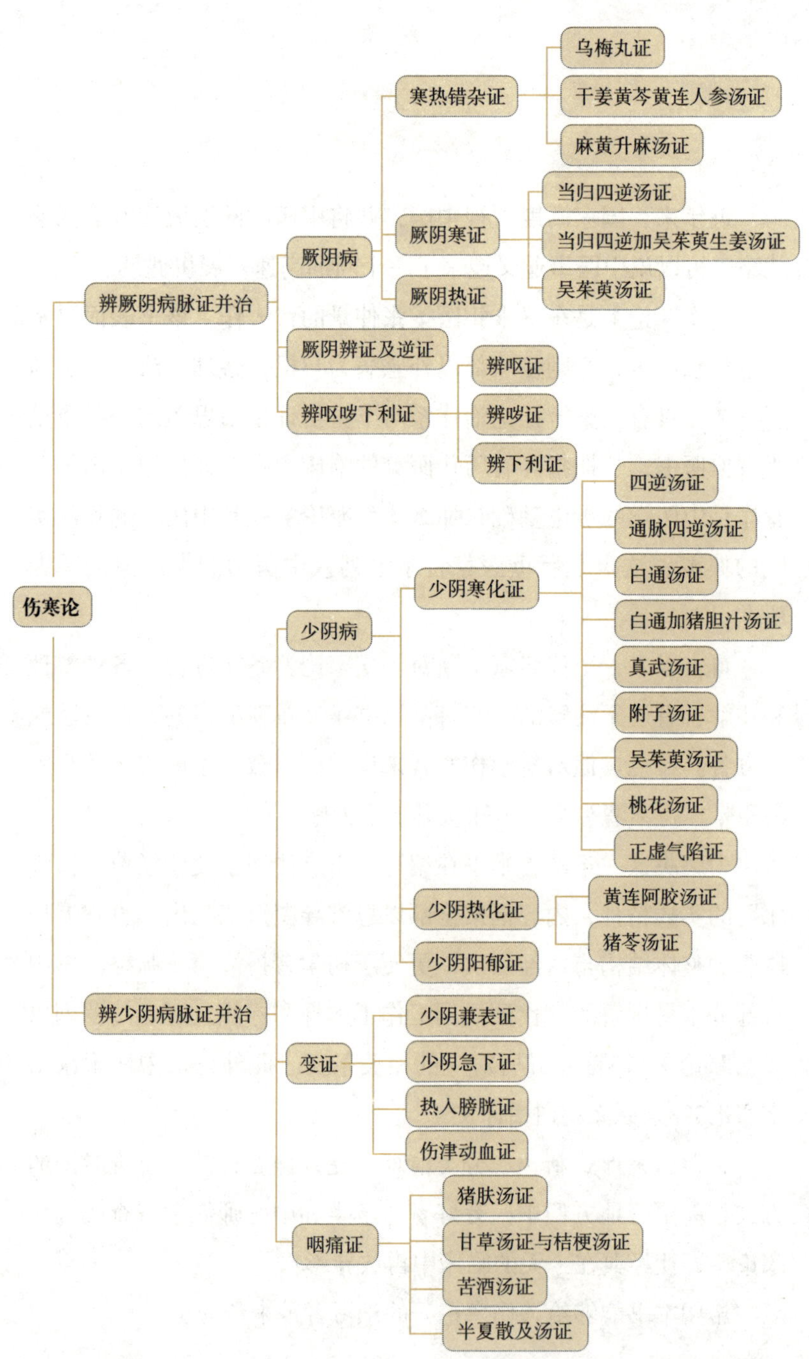
伤寒论
辨厥阴病脉证并治
厥阴病
寒热错杂证
乌梅丸证
干姜黄芩黄连人参汤证
麻黄升麻汤证
厥阴寒证
当归四逆汤证
当归四逆加吴茱萸生姜汤证
吴茱萸汤证
厥阴热证
厥阴辨证及逆证
辨呕哕下利证
辨呕证
辨哕证
辨下利证
辨少阴病脉证并治
少阴病
少阴寒化证
四逆汤证
通脉四逆汤证
白通汤证
白通加猪胆汁汤证
真武汤证
附子汤证
吴茱萸汤证
桃花汤证
正虚气陷证
少阴热化证
黄连阿胶汤证
猪苓汤证
少阴阳郁证
变证
少阴兼表证
少阴急下证
热入膀胱证
伤津动血证
咽痛证
猪肤汤证
甘草汤证与桔梗汤证
苦酒汤证
半夏散及汤证

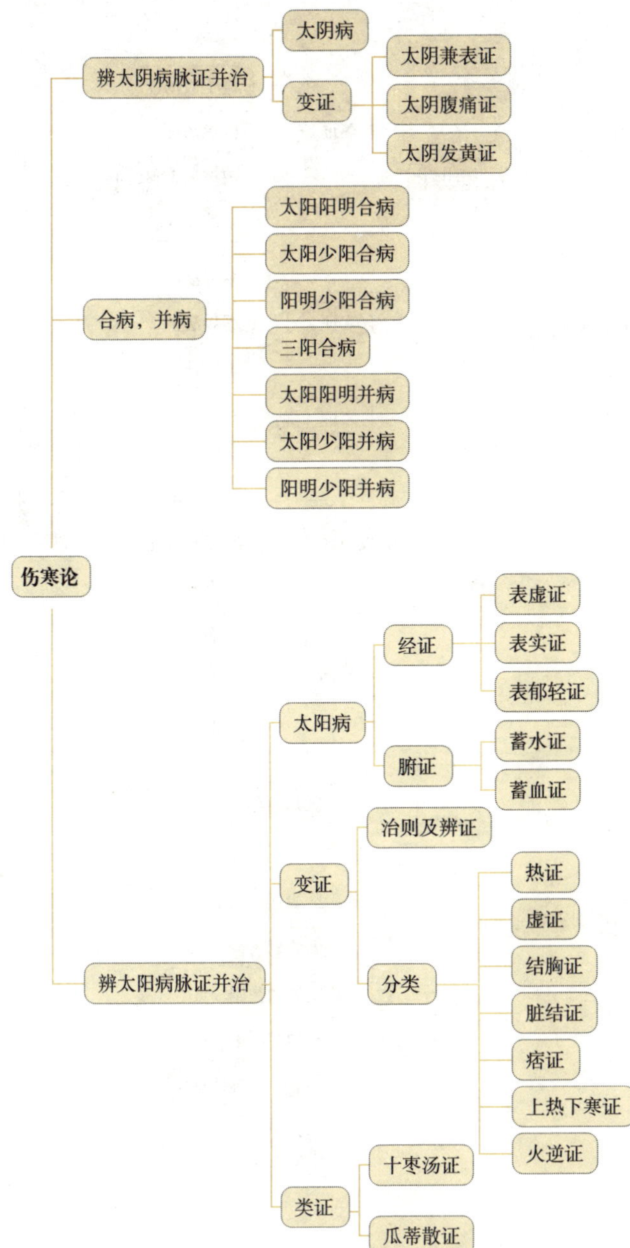
伤寒论
辨太阴病脉证并治
太阴病
变证
太阴兼表证
太阴腹痛证
太阴发黄证
合病，并病
太阳阳明合病
太阳少阳合病
阳明少阳合病
三阳合病
太阳阳明并病
太阳少阳并病
阳明少阳并病
辨太阳病脉证并治
太阳病
经证
表虚证
表实证
表郁轻证
腑证
蓄水证
蓄血证
变证
治则及辨证
分类
热证
虚证
结胸证
脏结证
痞证
上热下寒证
火逆证
类证
十枣汤证
瓜蒂散证

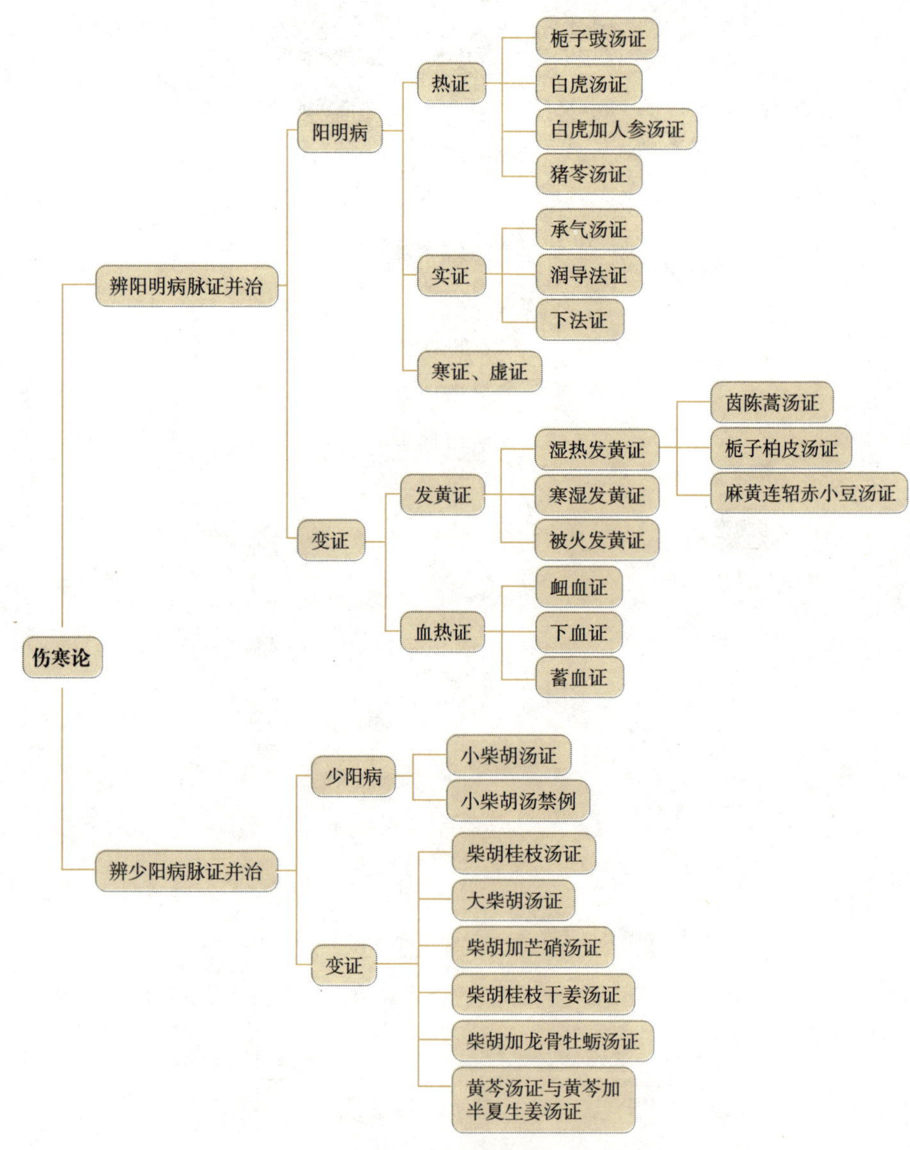
伤寒论
辨阳明病脉证并治
阳明病
热证
栀子豉汤证
白虎汤证
白虎加人参汤证
猪苓汤证
实证
承气汤证
润导法证
下法证
寒证、虚证
变证
发黄证
湿热发黄证
茵陈蒿汤证
栀子柏皮汤证
麻黄连轺赤小豆汤证
寒湿发黄证
被火发黄证
血热证
衄血证
下血证
蓄血证
辨少阳病脉证并治
少阳病
小柴胡汤证
小柴胡汤禁例
变证
柴胡桂枝汤证
大柴胡汤证
柴胡加芒硝汤证
柴胡桂枝干姜汤证
柴胡加龙骨牡蛎汤证
黄芩汤证与黄芩加半夏生姜汤证

目录

CONTENTS

第十二章 伤寒论方证……121

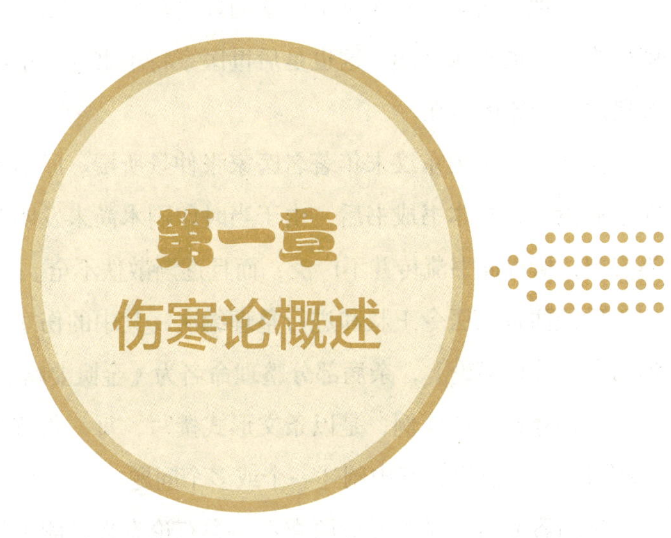

第一章
伤寒论概述

一、《伤寒论》到底是本什么书

以前大多将《伤寒论》看作是一本外感病专著，进而将六经辨证定义为外感病的辨证纲领。这个看法其实是有些偏颇的。

我的看法是，《伤寒论》是一部以外感病为契机，论述疾病辨证论治的医书，完整的辨证论治体系与丰富的辨证论治思想是《伤寒论》的最大特征。

如果把《内经》看作是中医学的理论基础，那么《伤寒论》就是中医学的临床基础。这也是后世医家将本书列入中医学四大经典之一的原因所在。

《伤寒论》为东汉末年著名医家张仲景所撰。原书名叫《伤寒杂病论》，这本书成书后，由于当时印刷术尚未发明，社会又不安定，所以此书流传并不广泛，而且逐渐散佚不全。

后经西晋太医令王叔和进行整理编次，其中的伤寒病部分整理命名为《伤寒论》，杂病部分整理命名为《金匮要略》。

《伤寒论》的体例，是以条文形式撰写，每一段条文都有一个相对独立的意思，其中阐述一个或多个问题。

从内容来看，又可分为两类：一类有论有方，侧重阐述辨证与治疗。一类是有论无方，主要阐述病因病机、邪气传变、判断预后等内容。

《伤寒论》条文的排列也非常有特点，从整体上看，主要有这样几个方面：

①先概论，后分述；

②先论病因病机，后论脉症方治；

③先重点论述主症、主治、主方、主药，后分别列述此方证

具体的某一问题；

④先论本病本证，确立中心内容，后列述兼证、变证、类证。

二、什么是六经与六经辨证

六经辨证是《伤寒论》的核心内容，是中医学的第一个临床辨证纲领。所以我们常说是张仲景开了中医辨证论治的先河。

要搞清楚六经辨证是怎么一回事，首先必须先明确六经的基本概念。

六经虽然称“经”，但不是指经络。六经就是三阴三阳的简称。三阴三阳就是太阳、阳明、少阳、太阴、少阴、厥阴。

就三阳说来，太阳阳气最多，所以称之为“三阳”；阳明阳气次之，所以称之为“二阳”；少阳阳气最少，所以称之为“一阳”。同样，就三阴说来，太阴阴气最多，所以称之为“三阴”；少阴阴气较少，所以称之为“二阴”；厥阴阴气最少，所以称之为“一阴”。由此可知，六经所包含的基本概念有两个：一是阴与阳性质的区别，二是阴气与阳气在量上的不同。

《伤寒论》六经病的顺序也是根据《内经》的阴阳气由多到少按三、二、一顺序排列的，这样一来，三阳病的排列顺序是：太阳病、阳明病、少阳病；三阴病的排列顺序是：太阴病、少阴病、厥阴病。

三阴三阳并不是一种空洞的理论，在《内经》中它已经与人体的脏腑经络紧密联系在一起，成为中医基础理论的重要组成部分。

三阴三阳，各分为手足二经，统领手足阴阳十二经及其所属脏腑，这样就概括了脏腑经络及与之相关的气血津液的气化功能，并由此进而概括这些脏腑经络、气血津液的病理变化。

明确了六经概念，下面我们再讨论什么是六经辨证：

六经辨证实质上就是三阴三阳辨证，是用三阴三阳概括脏腑、经络及气化功能与病理演变，又用三阴三阳所涵示的阴阳、表里、虚实、寒热，与感受邪气机体所发生的病理变化、脉症特点结合起来，用以说明疾病的正邪斗争、表里进退、虚实转化、阴阳盛衰，用以辨明病邪、病位、病性、病势、预后等。从而确立相应的治疗原则，遣用相应的方剂药物，选择相应的煎服方法。不仅如此，还通过具体的病脉证治，揭示了既有原则又灵活的辨证思维方法，把中医学朴素而丰富的辩证法思想融入在六经病的辨证论治当中，不但给后世医家提供了广阔的思维天地，还赋予了《伤寒论》长久的生命力。

三、六经辨证渊源

六经辨证的渊源，就是《伤寒论》的渊源。仲师尽管是一代医圣，同样也是站在前人的肩膀上创建的六经辨证。从文献资料考证，六经辨证的主要渊源有二：一是辨证理论源于《内经》、《难经》，二是处方用药源于《汤液经》、《本草经》。用仲师的话说，前者是“勤求古训”，后者是“博采众方”。

四、六经辨证特色

一部《伤寒论》为什么能历千余年而不衰？仅张仲景一家之言，为什么能使历代医家孜孜以求，奉为圭臬？仅仅论病“伤寒”，为什么能对内外妇儿诸科疾病有广泛的指导意义？

所以不能简单的把《伤寒论》视为外感病专书，把六经辨证视为外感病的辨证纲领。这就从根本上淡化了《伤寒论》的理论价值，也淡化了六经辨证的特色。

实质上，六经辨证蕴涵了中医学最基本的辨证思维方法，即辨证的常变观、整体观、恒动观、相对观、系统观等。

《伤寒论》的“活力”和价值在什么地方呢？在六经辨证。六经辨证的主要价值不在于它开了中医辨证论治的先河，那是它的历史价值，而在于它的现实意义。这就是通过398条原文113个经方的病脉证治，科学、形象、真实且理论联系实际地揭示了中医辨证论治过程中最为精髓、最为宝贵的思维特征，即“动”的、“活”的，亦即“变”的辨证思维大法与规律。可以说，就中医辨证论治的“达变”思维而言，在自古至今浩如烟海的医学著述中，至今还没有能达到《伤寒论》六经辨证的水平者。

五、六经辨证与八纲辨证

《伤寒论》并没有明确提出“八纲”辨证。显然，就辨证体系的形成来说，六经辨证在前，八纲辨证在后。

八纲辨证是后世医家在《内经》辨证理论和《伤寒论》辨证体系基础上，逐步发展并完善的一种带有总纲性质的辨证方法。

但《伤寒论》的六经辨证却处处蕴含着阴阳表里虚实寒热八纲辨证的内容。

因此，六经辨证与八纲辨证有着密切关系。

阴阳：六经辨证实质就是三阴三阳辨证。从这个角度讲，也就是阴阳辨证。阴阳是辨别疾病的性质，就三阴三阳而言，三阳病一般阳气亢盛，正邪交争较为激烈，因此多表现为亢奋状态，临床以热证、实证为主。三阴病一般正气不足，抗病力弱，因此多表现为虚衰状态，临床以寒证、虚证为主。这是阴阳对六经病的基本概括。

表里：表里辨证主要辨析病位浅深。一般说来，邪在肌肤者为表，邪入肌肤以内者为里。表与里的概念是相对而言的，应当具体分析看待。

就六经而言，邪在三阳者为表，邪入三阴者为里。就三阳病而言，邪中太阳者为表，邪入阳明者为里，邪在少阳者为半表半里。进一步讲，太阳与少阳相较，太阳为表，少阳为里；少阳与阳明相较，则少阳为表，阳明为里。就经腑而言，病在经络者为表，病入脏腑者为里。就脏腑相关而言，太阳为表，少阴为里；阳明为表，太阴为里；少阳为表，厥阴为里。

虚实：虚实辨证主要辨析正邪盛衰。外感发病的过程，始终贯穿着正邪交争，并由此决定着疾病虚实。一般认为，虚多指正气不足，实多指邪气亢盛。正如《素问·通评虚实论》所言：“邪气盛则实，精气夺则虚。”就六经病而言，三阳病多属实证，三阴病多属虚证。但具体说来，三阳病也有虚证，如阳明中寒证，就是胃肠虚寒；三阴病也有实证，如太阴腹痛证，就是气血瘀滞。

寒热：寒热辨证主要辨析疾病性质。作为外感热病来说，寒热的辨证尤为重要。所以《伤寒论》对寒热的论述及辨析极其详尽。

三阳病以阳盛发热为主，三阴病以阴盛恶寒为主。如太阳病发热恶寒，阳明病但热不寒，少阳病寒热往来，无论恶寒与否，发热是必然的，否则就不是三阳病。三阴病阳气虚衰一般不发热，以手足厥寒为主。但也不是绝对的，在特殊情况下，也会出现热象。如少阴表证，邪闭阳郁的“反发热”。阴盛格阳，虚阳外浮的“里寒外热”；阳气回复，由阴出阳的“发热脉数”等。还有更为复杂的寒热错杂、真热假寒、真寒假热、厥热胜负等。《伤寒论》详尽而复杂的寒热描述与辨析，为后世八纲辨证的寒热辨证提供了典型范例及丰富的内容。

六、六经辨证与脏腑辨证

六经辨证不同于脏腑辨证，但与脏腑辨证又有着极为密切关系。脏腑是人体功能活动及病理演变的核心，所以六经病的发生、发展及传变，不能脱离脏腑而孤立存在，如阳明病张仲景就用“胃家实”作为提纲证。

但六经辨证又不是脏腑辨证，它是脏腑、经络、气血、津液及其气化功能发生病变的一种综合性反应。因此，六经辨证就其脏腑病变而言有其特殊性。如太阳病只论及膀胱，未涉及小肠。而论膀胱又不主在膀胱腑的司小便功能，而重点论述膀胱阳气的气化及经络的连表，并由此展开太阳主肤表、统营卫的功能及病变。所以，太阳病不是小肠与膀胱腑本身的病变，而是以发热恶寒、脉浮为临床表现的肤表证候。总而言之，六经辨证与脏腑辨证既要相互参校，又要区别对待。

《伤寒论》另一突出成就是对中医方剂学的重大贡献。本书共记载了113方，对应398法（原文）。提出了完整的组方原则。介绍了汗、吐、下三种治法。像桂枝汤、麻黄汤、大青龙汤、小青龙汤、白虎汤、麻黄杏仁石膏甘草汤、葛根黄芩黄连汤、大承气汤、小承气汤、调胃承气汤、大柴胡汤、小柴胡汤等都是《伤寒论》中的代表名方。且书中记载的方剂大多疗效可靠。千百年来经历代医家反复应用，屡试屡效。由于张仲景所博采或个人拟制的方剂，选药精当，配伍讲究，主治明确，效验卓著，被后世誉之为“经方”和“众方之祖”。

七、什么是六经传变

伤寒六经为病，不是静止不动的，而是经常处于传变的运动之中。一般地说，凡邪气内传，则病证由表传里、由阳入阴。而正气能拒邪外出，则病证由里出表、由阴转阳。无论病证由表传里、由阳入阴，还是由里出表、由阴转阳，都可以说是传变，所不同的是前者属邪盛病进，后者为邪衰病退，病势有轻重进退的不同。

六经病证是否传变，主要决定于人体正气的盛衰及正邪斗争的状况。正气充盛，抗邪有力，则邪气不能内传。而正气虚衰，抗邪无力，则常导致邪气内传。若邪气虽已内传，但正气在与邪气斗争中逐渐得到恢复，又具备了驱邪外出的能力，则又可使病情由阴转阳，当正胜邪却时，还可以“战汗”的形式外解。

正邪力量的对比，也是相对的。六经传变不仅与正气盛衰有关，而且与邪气盛衰也有关。由此可见，六经病证的传变是有条件的，主要取决于正邪的盛衰状况。判断六经是否传变，不应以病日数计，而应以脉证的变化为依据，《伤寒论》中提出：“伤寒一日，太阳受之，脉若静者，为不传；颇欲吐，若躁烦，脉数急者，为传也”，“伤寒二三日，阳明少阳证不见者，为不传也”，都是很好的证明。

六经病证的发生发展，不仅有传经而来的，而且也有直中的。“直中”是指病邪不经太阳初期阶段或三阳阶段，直接进入阴经的一种病变形式。如伤寒直中太阴，起病即见吐利、腹满而痛的太阴证候。直中以直中太阴、少阴为多见，直中厥阴的较少见。病邪所以能越过阳经而直中阴经为病，主要原因是正气内虚，抗邪无力。因此，凡属直中多较一般传经之邪严重。

六经也可以单独为病，也就是一个经一个经的单独发病或传变。也可以两经或者三经合并为病。其中，两经或者三经同时发病的，称为“合病”，如太阳阳明合病、太阳少阳合病、阳明少阳合病以及三阳合病等；若是一经病未愈，而另一经病又起，有先后次第之分的，称为“并病”，如太阳与少阳并病、太阳与阳明并病、少阳与阳明并病等。从病情来看，合病多属原发，其势急骤；并病多属续发，其势较缓。

八、六经病的主证、兼证、变证与类证

六经病证复杂多变。学习《伤寒论》不仅要牢牢掌握六经主证，同时还要注意六经的兼证和变证，这样才能有效地指导辨证

治疗。

以太阳病的中风证为例：发热、汗出、恶风、脉浮缓是主证，当用桂枝汤治疗；若更见项背强几几，则属太阳中风的兼证，应治以桂枝加葛根汤。若“服桂枝汤，大汗出后，大烦渴不解，脉洪大者”，则是太阳中风的变证，此时不宜再用桂枝汤，应该用白虎加人参汤治疗。至于所见的各种类证或挟证，多与病人脏腑的寒热虚实有关。如有伤寒二三日，由于患者中气不足，兼见心悸而烦，用小建中汤治疗的挟虚证；也有“大下后，六七日不大便，烦不解，腹满痛”，宿食不尽，用大承气汤治疗的挟实证。

从整个六经病证来讲，其主证可以看做是辨病之常，其兼证、变证及各种挟杂证均可看做是辨病之变。知常方可达变，熟悉各经主证的证候及治疗，对于指导各种变证、兼挟证的辨证论治有重要意义。

同时，也应该看到《伤寒论》中提出的多种误治后的变证，以及患者身体素质与宿疾不同所反映出来的各种挟杂证，这又大大地丰富并充实了六经辨证的内容，突出并加强了《伤寒论》辨证论治的思想，从而不难看出，《伤寒论》确实具有伤寒与杂病合论的特点。

九、《伤寒论》的治法与方剂

《伤寒论》的六经病证是复杂多变的，而与之相适应的治疗方法也是多种多样的，诸如麻桂的汗法、瓜蒂的吐法、硝黄的下法、芩连的清法、姜附的温法、参草的补法、柴芩的和法等，可以说是集汗、吐、下、温、清、补、和、消八法之大成。《伤寒论》中载方113首，用药91味，组方严谨，用药少而精，方以法立，法以方传，字字有规矩准绳，用之也得心应手。

虽然《伤寒论》中所载方和药，并不全是张仲景所独创，但张仲景在继承并发扬汉代以前的医药学遗产，将理、法、方、药一脉贯通，开创辨证论治的治疗原则方面，做出了重大贡献。

《伤寒论》中的许多方剂，如桂枝汤、柴胡汤、白虎汤、承气汤、理中汤、四逆汤、乌梅丸、泻心汤等，经过1700余年的实践考验，证明确实是用之有效的。

十、《伤寒论》的辨证论治精神

《伤寒论》在中医医籍中，尤以辨证论治著称。辨证论治精神贯穿了全书的始终。

辨证的方法，并非始于《伤寒杂病论》，张仲景在《伤寒杂病论》序文中提到“撰用《素问》、《九卷》、《八十一难》、《阴阳大论》、《胎胪药录》，并《平脉辨证》，为《伤寒杂病论》”，这里的《平脉辨证》是一部医书，已失传。其实，作为中医学术基本特点的辨证论治精神，早在《内经》就有所体现。特别是我国古代朴素的辩证法思想阴阳学说，影响并引进医学领域之后，开阔了医家辨认疾病的眼界，并以此奠定了辨证的思想基础。阴阳学说渗透到了中医学术领域的各个方面，它不仅用以说明人体的生理功能、病理变化，而且也用以指导临床的诊断和治疗。

张仲景继承了阴阳学说，并结合临床实践，使之又有了新的发展。《伤寒论》的六经辨证，就是以阴阳为纲，即用三阳、三阴的阴阳两纲总统于六经。进行六经辨证，应首先解决病发于阴，还是病发于阳，辨明阴阳，则是治病求于本。然后，进一步探求病位之所在、病情之所属、病势之进退，而判明表里、寒热、虚实，将八纲辨证贯穿于六经辨证之中。

六经辨证，通过八纲认识到疾病的阴阳、表里、寒热、虚实八个主要方面，可以说是辨证中不可缺少的先决条件。但是，如果只辨到八纲为止，尚显不足，因为它尚未将人体的脏腑经络的病理变化结合起来，就好像找人只找到了街道，还没有找到住户一样，仍然不能确切而深刻地阐明各种复杂的病理变化，并指导临证治疗。而六经辨证就恰好弥补了这一不足，它把八纲落实到脏腑经络上，使八纲辨证和脏腑辨证有机地结合起来，从而补充了八纲辨证的不足之处。

辨证掌握了六经，就有了范围，有了规矩准绳，它是《伤寒论》的核心。在这个基础上，张仲景又举出多种变证的辨证，用以羽翼六经辨证的不及。变证，是指误治后，证情发生了变化，甚至是治坏了的病证。它可以不受六经的限制和传经的约束，完全根据作者的想法和意图，具有很大的灵活性和机动性。正由于有内容丰富多彩的变证，穿插在六经辨证之中，因而大大地扩展了《伤寒论》的辨证范围。《伤寒论》中大约有近三分之一的篇幅论述误治的变证，这些变证所涉及的内容也是极为广泛的，如书中提到由于汗不得法引起的变证，就有“发汗后恶寒者，虚故也；不恶寒但热者，实也”“发汗后，腹胀满者”“发汗后……汗出而喘，无大热者”“发汗后，其人脐下悸者”“发汗过多，其人叉手自冒心，心下悸欲得按者”等，可以说涵盖了寒热虚实的各个方面，无所不包，面面俱到，显示了辨证的多样性和复杂性。

综上所述，可以看出《伤寒论》的辨证论治是继承了《内经》的学术思想，把具有朴素辨证法思想的阴阳作为分经认证的纲领，以指导疾病的诊断和治疗；同时，创立了六经辨证的体系又兼论杂病，从而使其辨证内容更加丰富。辨证在于分析，深入细致的分析、鉴别与比较，正面和反面并举，一分为二看问题，这是六经辨证的基本方法，也是做出正确诊断和治疗的必要前提。一部《伤寒论》，让历代医家在如何辨证论治上，确实大开了眼界和思路。

十一、如何学好《伤寒论》

学习任何一门科学，都要掌握良好的学习方法。这样可获得事半功倍的效果。对于怎样学好《伤寒论》，古今医学家介绍了许多宝贵经验，下面作一简要介绍：

1、首先要熟读原文，在熟悉原文的基础上重点掌握方证

立足原著，熟读条文。重点条文甚至能够背诵最好。“熟，就能生巧”，书读熟了，就打下了良好的基础，在应用时才能得心应手。然后重点掌握方证。一部《伤寒论》载方113首，每首都有相对应的证候。虽然有些方证会多次出现在前后条文之中，如桂枝汤证、麻黄汤证、白虎汤证、承气汤证、小柴胡汤证、四逆汤证等，但它们不是简单的重复，而是辨证内容的充实与论治方法的扩展。

2、最好先熟悉并掌握了中医药的基本理论，这是学好《伤

寒论》的一个重要前提

《伤寒论》是讲辨证论治的，属于辨证医学的专著。但它的学术思想是有继承性的，继承了汉以前的医学成就，以阴阳五行、运气、脏腑经络、病因病机、诊法治则及方药学等基本理论知识作为它的理论基础。因此，要想学懂学深《伤寒论》，就必须首先学习好现代编写的《中医学基础》、《内经》等。

3、结合临床实践，是学好《伤寒论》的关键所在

理论来源于实践，又必须接受实践检验。实践是检验真理的唯一标准。《伤寒论》来自于实践，是我国汉代医疗实践的总结，不仅有很高的科学性，而且有很强的实践性。它自东汉问世以来，至今仍延续不衰，被人们誉为中医药科学宝库中的一颗耀眼明珠。所以一定是有价值的。多临床，早临床，是学习中医的一条好经验，是毋庸置疑的一条正确途径，学习《伤寒论》更需如此。

4、最后要指出的是，学习《伤寒论》要注意上下、前后条文之间的联系

善于前后互参，对比分析，是学习《伤寒论》的一个重要且有效的方法。其实这也是我们编撰这本书的初衷。就是将《伤寒论》原条文顺序打乱，然后进行重新归类编辑。这是一种非常好的学习方式。所以学习《伤寒论》不仅要注意研究条文之间纵向的联系，而且还要注意探讨各类方证之间的横向联系。

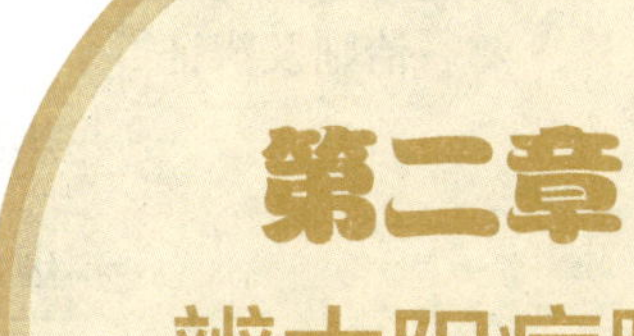

第二章

辨太阳病脉证并治

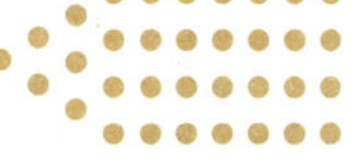

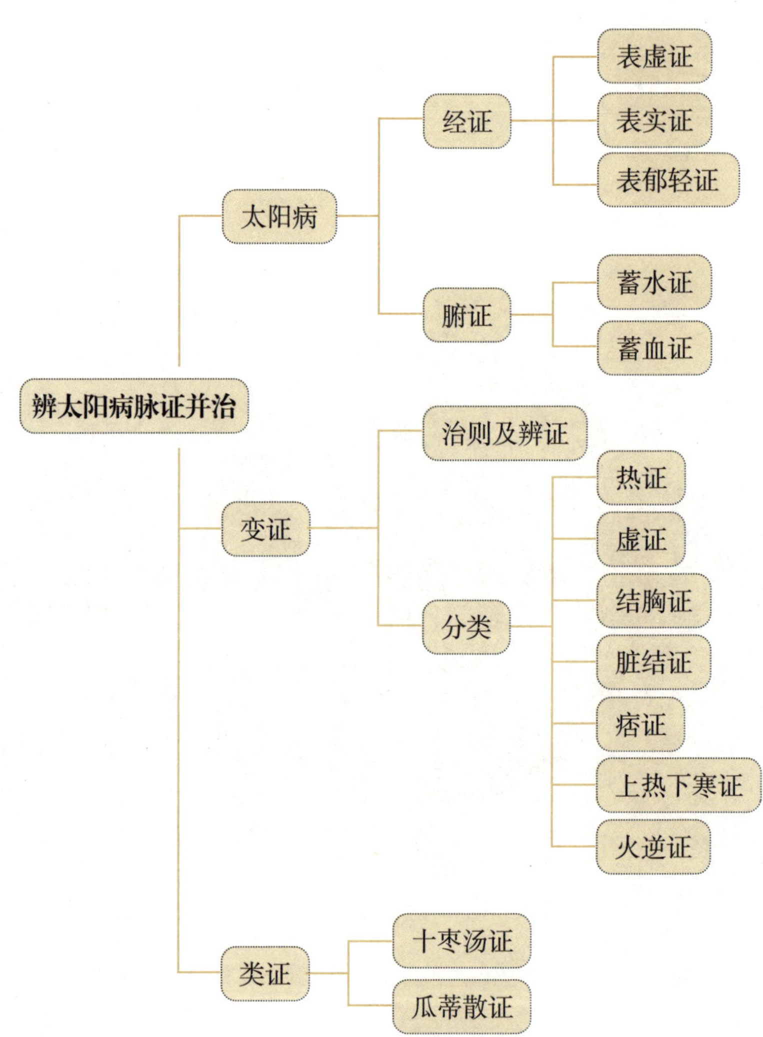
辨太阳病脉证并治
太阳病
经证
表虚证
表实证
表郁轻证
腑证
蓄水证
蓄血证
变证
治则及辨证
分类
热证
虚证
结胸证
脏结证
痞证
上热下寒证
火逆证
类证
十枣汤证
瓜蒂散证

概述：

1、太阳包括手太阳、足太阳二经和膀胱、小肠二腑。足太阳经外居体表，内属于膀胱之腑。膀胱位于下焦，内藏津液，与肾互为表里。太阳之气依赖于肾中阳气的资助，蒸化膀胱所藏之津液，形成一种雾露之气，达于体表，行于其经，称为太阳之气。太阳之气行于体表者，隶属于卫气。卫气生化于肾中之元阳，肾与膀胱为表里，故卫气首先运行于足太阳膀胱经。卫气昼行于阳，夜行于阴，有肥腠理、温分肉、司开合、卫外固表、抵御外邪之功，是保护人体的第一道屏障。卫气虽出于下焦，但其功能的发挥，必依赖于中焦的资助，上焦的开发，其中重要的是依赖于肺气的宣发与输布，才能发挥熏肤、充身、泽毛、若雾露之溉的作用。因此，太阳主表与肺主皮毛是相互协调的。由于太阳之腑内合于肾，太阳之经外连督脉，得肾之元阳之资，督脉阳气之助，故太阳为阳气最旺之经；而太阳之腑藏津液而主气化，也与卫气关系最为密切。

2、太阳主外的功能，具体又表现在卫气(阳)和营血(阴)的关系方面。卫阳的盛衰是其中的重心。《灵枢·本脏》讲：“卫气者，所以温分肉，充皮肤，肥腠理，司开合者也。”在卫气的四种功能当中，尤其温分肉和司开合的功能，与太阳病紧密相关。说明太阳营卫是人体维持肤表功能、防止外邪入侵的重要因素。所以说太阳主肤表，统营卫，为一身之藩篱。

3、按整体观念，太阳与少阴互为表里，太阳主外，少阴主里。太阳卫外而固护少阴，少阴藏精而支持太阳。这就是《素问·阴阳应象大论》所讲的“阳在外，阴之使也；阴在内，阳之守也”。所以，太阳一旦失去固护，就会导致病邪内传少阴，从而形成少阴病；少阴里虚，又会导致太阳虚馁，容易感受外邪而发病。

4、当病邪侵袭人体之时，正气奋起抗邪，就发生太阳病，又称表证。因病属初起，正气旺盛，抵抗力较强，证候表现多属阳性。因此，太阳病之病因多为外邪侵袭，病程为初期阶段，病位在一身之表，病性多属阳实范畴，为六经病的第一阶段。

5、根据《内经》“其在皮者，汗而发之”的治疗原则，太阳病应当治以“汗”法论治。《内经》讲：“百病之始生也，必先于皮毛。”同样百病之变也会从皮毛变起，所以太阳病的变证最多，这是太阳病篇的重要特点之一。

太阳病脉证提纲：

1条：太阳之为病，脉浮，头项强痛而恶寒。

（强（jiàng）：通“僵”，受寒后有拘紧感。）

2条：太阳病，发热，汗出，恶风，脉缓者，名为中风。

（太阳中风脉证。）

（恶寒、恶风为受凉后的体感，恶风较恶寒程度轻。）

3条：太阳病，或已发热，或未发热，必恶寒，体痛，呕逆，脉阴阳俱紧者，名为伤寒。

（太阳伤寒脉证。）

（阴阳俱紧指寸关尺三部均紧象。）

6条：太阳病，发热而渴，不恶寒者，为温病。若发汗已，身灼热者，名风温。风温为病，脉阴阳俱浮，自汗出，身重，多眠睡，鼻息必鼾，语言难出。若被下者，小便不利，直视失溲；

若被火者，微发黄色，剧则如惊痫，时瘛疭；若火熏之，一逆尚引日，再逆促命期。

（太阳温病的主要脉证及误治变证。失溲：二便失禁。瘛（chì）：收缩。疭（zòng）：松弛。）

7条：病有发热恶寒者，发于阳也；无热恶寒者，发于阴也。发于阳，七日愈；发于阴，六日愈。以阳数七，阴数六故也。

4条：伤寒一日，太阳受之，脉若静者，为不传；颇欲吐，若躁烦，脉数急者，为传也。

5条：伤寒二三日，阳明、少阳证不见者，为不传也。

8条：太阳病，头痛至七日以上自愈者，以行其经尽故也。若欲作再经者，针足阳明，使经不传则愈。

10条：风家，表解而不了了者，十二日愈。

（风家：指经常感冒的人，此指太阳病患者。）

58条：凡病，若发汗，若吐，若下，若亡血、亡津液，阴阳自和者，必自愈。

59条：大下之后，复发汗，小便不利者，亡津液故也。勿治之，得小便利，必自愈。

93条：太阳病，先下而不愈，因复发汗，以此表里俱虚，其人因致冒，冒家汗出自愈。所以然者，汗出表和故也，里未和，然后复下之。

（冒：头晕目眩。）

94条：太阳病未解，脉阴阳俱停，必先振栗，汗出而解。但阳脉微者，先汗出而解；但阴脉微者，下之而解。若欲下之，宜调胃承气汤。

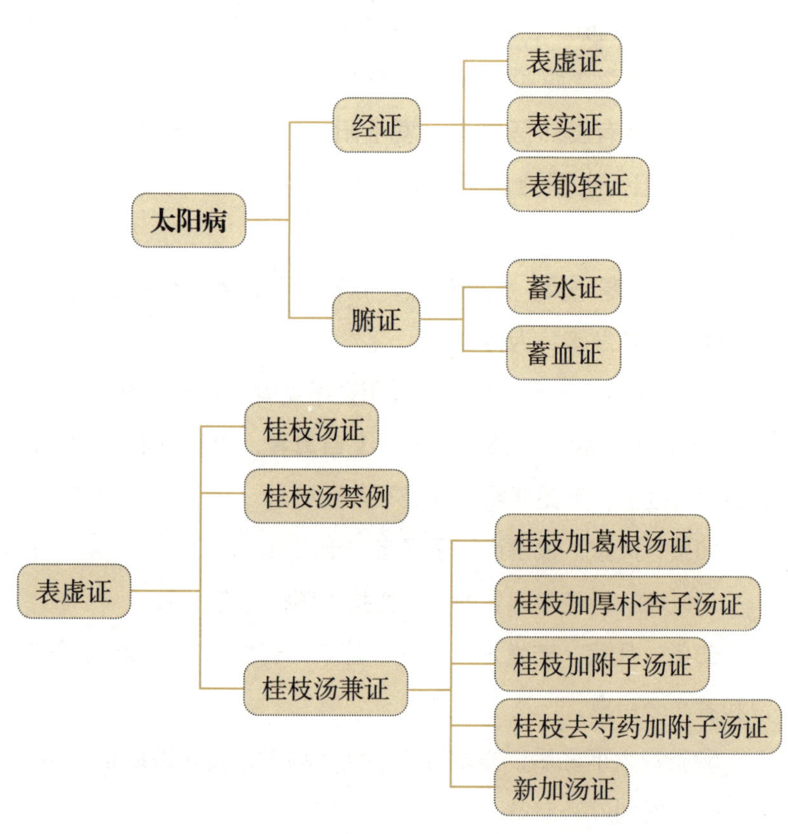

※ 桂枝汤证：

12条：太阳中风，阳浮而阴弱，阳浮者，热自发；阴弱者，汗自出，啬啬恶寒，淅淅恶风，翕翕发热，鼻鸣干呕者，桂枝汤主之。

（桂枝汤证）

13条：太阳病，头痛，发热，汗出，恶风，桂枝汤主之。

95条：太阳病，发热汗出者，此为荣弱卫强，故使汗出，欲救邪风者，宜桂枝汤。

（太阳病中风的病因病机。）

15条：太阳病，下之后，其气上冲者，可与桂枝汤，方用前法。若不上冲者，不得与之。

（气上冲：一作症状解，一作病机解。）

24条：太阳病，初服桂枝汤，反烦不解者，先刺风池、风府，却与桂枝汤则愈。

42条：太阳病，外证未解，脉浮弱者，当以汗解，宜桂枝汤。

44条：太阳病，外证未解，不可下也，下之为逆。欲解外者，宜桂枝汤。

45条：太阳病，先发汗，不解，而复下之，脉浮者不愈。浮为在外，而反下之，故令不愈。今脉浮，故在外，当须解外则愈，宜桂枝汤。

57条：伤寒发汗已解，半日许复烦，脉浮数者，可更发汗，宜桂枝汤。

（15条、24条、42条、45条、57条为桂枝汤在太阳病中的灵活应用。）

53条：病常自汗出者，此为荣气和，荣气和者，外不谐，以卫气不共荣气谐和故尔。以荣行脉中，卫行脉外。复发其汗，荣卫和则愈，宜桂枝汤。

54条：病人脏无他病，时发热自汗出而不愈者，此卫气不和也，先其时发汗则愈，宜桂枝汤。

※ 桂枝汤禁例

16条（下）：桂枝本为解肌，若其人脉浮紧，发热汗不出者，不可与之也。常须识此，勿令误也。

（识（zhì）：记住。）

17条：若酒客病，不可与桂枝汤，得之则呕，以酒客不喜甘故也。

（酒客：平素嗜酒之人。）

19条：凡服桂枝汤吐者，其后必吐脓血也。

※ 桂枝汤兼证

14条：太阳病，项背强几几，反汗出恶风者，桂枝加葛根汤主之。

（桂枝加葛根汤证）

（几几（jǐ jǐ）：又读（shū shū），形容拘紧不适的样子。）

43条：太阳病，下之微喘者，表未解故也，桂枝加厚朴杏子汤主之。

（桂枝加厚朴杏子汤证）

18条：喘家作，桂枝汤加厚朴、杏子佳。

（喘家：素有喘证的人。）

20条：太阳病，发汗，遂漏不止，其人恶风，小便难，四肢微急，难以屈伸者，桂枝加附子汤主之。

（桂枝加附子汤证）

（漏不止：不间断地小汗出。急：拘紧，活动不利索。）

21条：太阳病，下之后，脉促胸满者，桂枝去芍药汤主之。

（桂枝去芍药汤证）

22条：若微寒者，桂枝去芍药加附子汤主之。

（桂枝去芍药加附子汤证）

62条：发汗后，身疼痛，脉沉迟者，桂枝加芍药生姜各一两人参三两新加汤主之。

（新加汤证）

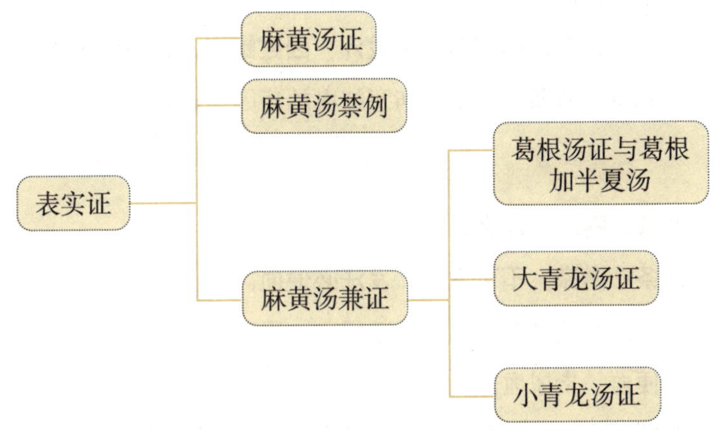

※　麻黄汤证：

35条：太阳病，头痛发热，身疼腰痛，骨节疼痛，恶风，无汗而喘者，麻黄汤主之。

51条：脉浮者，病在表，可发汗，宜麻黄汤。

52条：脉浮而数者，可发汗，宜麻黄汤。

37条：太阳病，十日已去，脉浮细而嗜卧者，外已解也。设胸满胁痛者，与小柴胡汤，脉但浮者，与麻黄汤。

（嗜：喜爱。）

（满：同“闷”。）

36条：太阳与阳明合病，喘而胸满者，不可下，宜麻黄汤。

46条：太阳病，脉浮紧，无汗，发热，身疼痛，八九日不解，表证仍在，此当发其汗。服药已微除，其人发烦，目瞑，剧者必衄，衄乃解。所以然者，阳气重故也。麻黄汤主之。

（目瞑：闭目懒睁，畏光。）

（阳气重：阳气郁闭较重。）

47条：太阳病，脉浮紧，发热，身无汗，自衄者愈。

55条：伤寒，脉浮紧，不发汗，因致衄者，麻黄汤主之。

（46条、47条、55条论伤寒衄血的病因与转归。）

※ 麻黄汤禁例：

83条：咽喉干燥者，不可发汗。

84条：淋家，不可发汗，发汗必便血。

（淋：小便淋漓不尽，尿频尿急、尿痛之证。）

（便血：指尿血。）

85条：疮家，虽身疼痛，不可发汗，发汗则痓。

（疮家：久患疮疡之人。）

（痓：作“痉”，筋脉拘急。）

86条：衄家，不可发汗，汗出必额上陷，脉急紧，直视不能眴，不得眠。

（眴（sh ù n）：目动也。）

87条：亡血家，不可发汗，发汗则寒栗而振。

（亡血家：亡者失也，平素经常失血之人。）

（寒栗而振：即寒战。）

88条：汗家，重发汗，必恍惚心乱，小便已阴疼，与禹余粮丸。

（禹余粮丸方缺。）

89条：病人有寒，复发汗，胃中冷，必吐蚘。

（蚘："蛔"的古体字。）

49条：脉浮数者，法当汗出而愈。若下之，身重，心悸者，不可发汗，当自汗出乃解。所以然者，尺中脉微，此里虚，须表里实，津液自和，便自汗出愈。

50条：脉浮紧者，法当身疼痛，宜以汗解之。假令尺中迟者，不可发汗。何以知然?以荣气不足，血少故也。

※ 麻黄汤兼证：

31条：太阳病，项背强几几，无汗恶风，葛根汤主之。

（葛根汤证）

32条：太阳与阳明合病者，必自下利，葛根汤主之。

33条：太阳与阳明合病，不下利，但呕者，葛根加半夏汤主之。

（葛根加半夏汤证）

38条：太阳中风，脉浮紧，发热恶寒，身疼痛，不汗出而烦躁者，大青龙汤主之。若脉微弱，汗出恶风者，不可服之。服之则厥逆，筋惕肉瞤，此为逆也。

（大青龙汤证）

（筋惕（tì）肉瞤（shùn）：肌肉不自主跳动。）

39条：伤寒，脉浮缓，身不疼但重，乍有轻时，无少阴证者，大青龙汤发之。

40条：伤寒，表不解，心下有水气，干呕，发热而咳，或渴，或利，或噎，或小便不利、少腹满，或喘者，小青龙汤主之。

（小青龙汤证）

（噎：咽喉部气逆梗阻感。）

41条：伤寒，心下有水气，咳而微喘，发热不渴。服汤已，渴者，此寒去欲解也，小青龙汤主之。

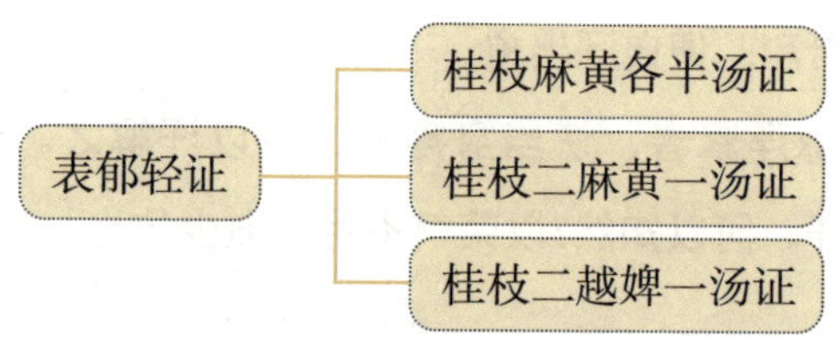

23条：太阳病，得之八九日，如疟状，发热恶寒，热多寒少，其人不呕，圊便欲自可，一日二三度发。脉微缓者，为欲愈也；脉微而恶寒者，此阴阳俱虚，不可更发汗、更下、更吐也；面色反有热色者，未欲解也，以其不能得小汗出，身必痒，宜桂枝麻黄各半汤。

（桂枝麻黄各半汤证）

（欲：同“尚”。）

（此句指大小便尚属正常。）

25条：服桂枝汤，大汗出，脉洪大者，与桂枝汤，如前法。若形似疟，一日再发者，汗出必解，宜桂枝二麻黄一汤。

（桂枝二麻黄一汤证）

27条：太阳病，发热恶寒，热多寒少，脉微弱者，此无阳也，不可发汗，宜桂枝二越婢一汤。

（桂枝二越婢一汤证）

48条：二阳并病，太阳初得病时，发其汗，汗先出不彻，因转属阳明，续自微汗出，不恶寒。若太阳病证不罢者，不可下，下之为逆，如此可小发汗。设面色缘缘正赤者，阳气怫郁在表，当解之熏之。若发汗不彻，不足言，阳气怫郁不得越，当汗不汗，其人躁烦，不知痛处，乍在腹中，乍在四肢，按之不可得，其人短气，但坐，以汗出不彻故也，更发汗则愈。何以知汗出不彻?以脉涩故知也。

（缘缘：持续不断之意。）

（正赤：满面持续发红。）

（怫郁：双声同义，郁滞、郁遏之意。）

（乍：有时、一会儿。）

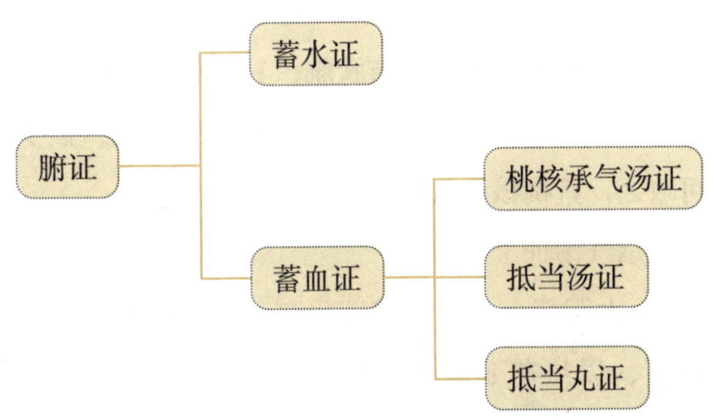

※　蓄水证

71条：太阳病，发汗后，大汗出，胃中干，烦躁不得眠，欲得饮水者，少少与饮之，令胃气和则愈。若脉浮，小便不利，微热，消渴者，五苓散主之。

（五苓散证）

（消渴：口渴饮水不解证。）

72条：发汗已，脉浮数，烦渴者，五苓散主之。

74条：中风发热，六七日不解而烦，有表里证，渴欲饮水，水入则吐者，名曰水逆，五苓散主之。

73条：伤寒，汗出而渴者，五苓散主之；不渴者，茯苓甘草汤主之。

（茯苓甘草汤证）

127条：太阳病，小便利者，以饮水多，必心下悸；小便少者，必苦里急也。

（心下悸，用茯苓甘草汤。）

（苦里急，用五苓散。）

※　蓄血证

106条：太阳病不解，热结膀胱，其人如狂，血自下，下者愈。其外不解者，尚未可攻，当先解其外；外解已，但少腹急结者，乃可攻之，宜桃核承气汤。

（桃核承气汤证）

124条：太阳病六七日，表证仍在，脉微而沉，反不结胸，其人发狂者，以热在下焦，少腹当硬满。小便自利者，下血乃愈。所以然者，以太阳随经，瘀热在里故也，抵当汤主之。

（抵当汤证）

125条：太阳病，身黄，脉沉结，少腹硬，小便不利者，为无血也；小便自利，其人如狂者，血证谛也，抵当汤主之。

（谛（dì）：确定无误。）

126条：伤寒有热，少腹满，应小便不利，今反利者，为有血也。当下之，不可余药，宜抵当丸。

（抵当丸证）

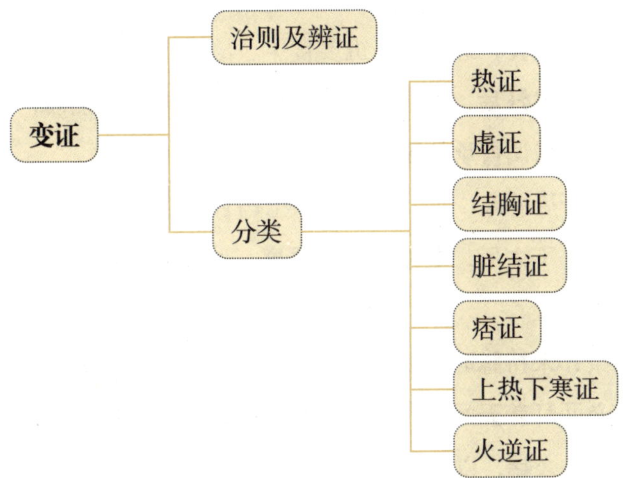

变证治则及辨证：

16条（上）：太阳病三日，已发汗，若吐、若下、若温针，仍不解者，此为坏病，桂枝不中与之也。观其脉证，知犯何逆，随证治之。

（变证的概念和治则。）

11条：病人身大热，反欲得衣者，热在皮肤，寒在骨髓也；身大寒，反不欲近衣者，寒在皮肤，热在骨髓也。

（辨寒热真假。皮肤指代在外在表，骨髓指代在内在里。）

120条：太阳病，当恶寒发热，今自汗出，反不恶寒发热，关上脉细数者，以医吐之过也。一二日吐之者，腹中饥，口不能食；三四日吐之者，不喜糜粥，欲食冷食，朝食暮吐。以医吐之所致也，此为小逆。

122条：病人脉数，数为热，当消谷引食，而反吐者，此以发汗，令阳气微，膈气虚，脉乃数也。数为客热，不能消谷，以胃中虚冷，故吐也。

（消谷引食，这里指易饥多食）

70条：发汗后，恶寒者，虚故也；不恶寒，但热者，实也，当和胃气，与调胃承气汤。

（发汗后恶寒，承68条，治以芍药甘草附子汤。）

60条：下之后，复发汗，必振寒，脉微细。所以然者，以内外俱虚故也。

75条：未持脉时，病人手叉自冒心，师因教试令咳，而不咳者，此必两耳聋无闻也。所以然者，以重发汗，虚故如此。发汗后，饮水多必喘，以水灌之亦喘。

90条：本发汗，而复下之，此为逆也；若先发汗，治不为逆。本先下之，而反汗之，为逆；若先下之，治不为逆。

（行下先后治则。）

56条：伤寒，不大便六七日，头痛有热者，与承气汤。其小便清者，知不在里，仍在表也，当须发汗。若头痛者，必衄。宜桂枝汤。

（辨表里的方法。）

91条：伤寒，医下之，续得下利，清谷不止，身疼痛者，急当救里；后身疼痛，清便自调者，急当救表。救里，宜四逆汤；救表，宜桂枝汤。

（91条、92条论表里缓急治则。）

92条：病发热头痛，脉反沉，若不差，身体疼痛，当救其里，宜四逆汤。

分类：

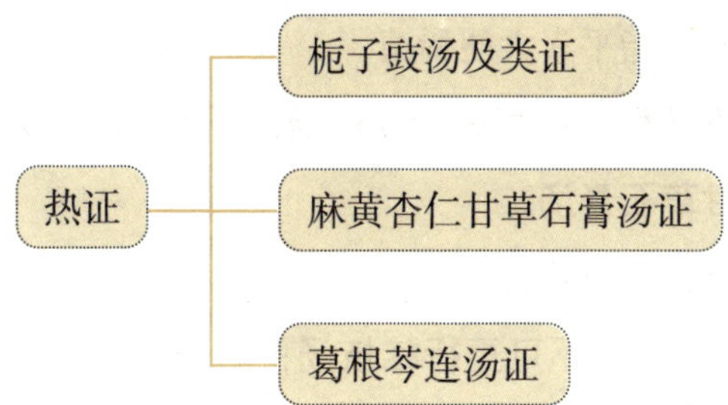

※ 热证：

76条：发汗后，水药不得入口为逆，若更发汗，必吐下不止。发汗吐下后，虚烦不得眠，若剧者，必反复颠倒，心中懊憹，栀子豉汤主之；若少气者，栀子甘草豉汤主之；若呕者，栀子生姜豉汤主之。

（栀子豉汤及类证）

（心中懊（ào）憹（náo）：心中烦闷，莫可名状。）

77条：发汗，若下之，而烦热胸中窒者，栀子豉汤主之。

（窒：塞，不顺畅。）

78条：伤寒五六日，大下之后，身热不去，心中结痛者，未欲解也，栀子豉汤主之。

79条：伤寒下后，心烦腹满，卧起不安者，栀子厚朴汤主之。

（栀子厚朴汤证）

80条：伤寒，医以丸药大下之，身热不去，微烦者，栀子干姜汤主之。

（栀子干姜汤证）

81条：凡用栀子汤，病人旧微溏者，不可与服之。

（旧微溏：指平素大便稀溏。）

63条：发汗后，不可更行桂枝汤，汗出而喘，无大热者，可与麻黄杏仁甘草石膏汤。

（麻黄杏仁甘草石膏汤证）

162条：下后，不可更行桂枝汤；若汗出而喘，无大热者，可与麻黄杏子甘草石膏汤。

34条：太阳病，桂枝证，医反下之，利遂不止，脉促者，表未解也。喘而汗出者，葛根黄芩黄连汤主之。

（葛根黄芩黄连汤证）

※ 虚证：

64条：发汗过多，其人叉手自冒心，心下悸，欲得按者，桂枝甘草汤主之。

（桂枝甘草汤证）

118条：火逆下之，因烧针烦躁者，桂枝甘草龙骨牡蛎汤主之。

（桂枝甘草龙骨牡蛎汤证）

112条：伤寒脉浮，医以火迫劫之，亡阳必惊狂，卧起不安者，桂枝去芍药加蜀漆牡蛎龙骨救逆汤主之。

（桂枝去芍药加蜀漆牡蛎龙骨救逆汤证）

117条：烧针令其汗，针处被寒，核起而赤者，必发奔豚。气从少腹上冲心者，灸其核上各一壮，与桂枝加桂汤，更加桂二两也。

（桂枝加桂汤证）

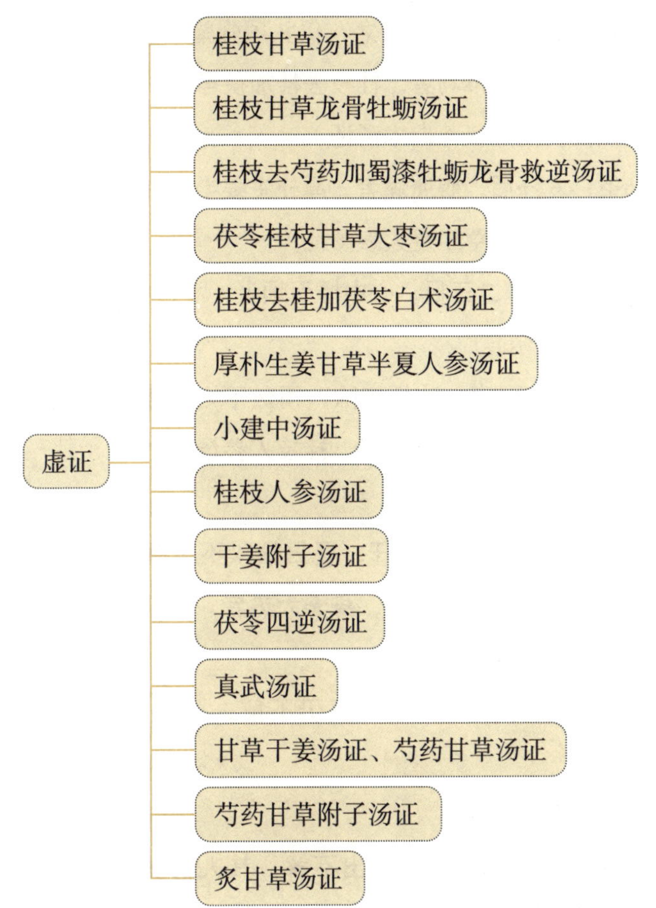

65条：发汗后，其人脐下悸者，欲作奔豚，茯苓桂枝甘草大枣汤主之。

（茯苓桂枝甘草大枣汤证）

67条：伤寒，若吐、若下后，心下逆满，气上冲胸，起则头眩，脉沉紧，发汗则动经，身为振振摇者，茯苓桂枝白术甘草汤主之。

（茯苓桂枝白术甘草汤证）

28条：服桂枝汤，或下之，仍头项强痛，翕翕发热，无汗，心下满微痛，小便不利者，桂枝去桂加茯苓白术汤主之。

（桂枝去桂加茯苓白术汤证）

66条：发汗后，腹胀满者，厚朴生姜半夏甘草人参汤主之。

（厚朴生姜甘草半夏人参汤证）

102条：伤寒二三日，心中悸而烦者，小建中汤主之。

（小建中汤证）

163条：太阳病，外证未除，而数下之，遂协热而利，利下不止，心下痞硬，表里不解者，桂枝人参汤主之。

（桂枝人参汤证）

61条：下之后，复发汗，昼日烦躁不得眠，夜而安静，不呕，不渴，无表证，脉沉微，身无大热者，干姜附子汤主之。

（干姜附子汤证）

69条：发汗，若下之，病仍不解，烦躁者，茯苓四逆汤主之。

（茯苓四逆汤证）

82条：太阳病发汗，汗出不解，其人仍发热，心下悸，头眩，身瞤动，振振欲擗地者，真武汤主之。

（真武汤证）

29条：伤寒，脉浮，自汗出，小便数，心烦，微恶寒，脚挛急，反与桂枝欲攻其表，此误也。得之便厥，咽中干，烦躁吐逆者，作甘草干姜汤与之，以复其阳；若厥愈足温者，更作芍药甘草汤与之，其脚即伸；若胃气不和，谵语者，少与调胃承气汤；若重发汗，复加烧针者，四逆汤主之。

（甘草干姜汤证）

（芍药甘草汤证）

68条：发汗病不解，反恶寒者，虚故也，芍药甘草附子汤主之。

（芍药甘草附子汤证）

177条：伤寒，脉结代，心动悸，炙甘草汤主之。

（炙甘草汤证）

178条：脉按之来缓，时一止复来者，名曰结。又脉来动而中止，更来小数，中有还者反动，名曰结，阴也。脉来动而中止，不能自还，因而复动者，名曰代，阴也。得此脉者，必难治。

※ 结胸证：

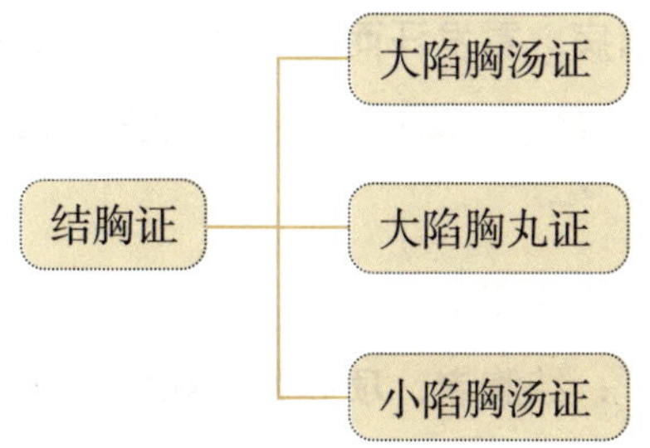

128条：问曰：病有结胸，有脏结，其状何如?答曰：按之痛，寸脉浮，关脉沉，名曰结胸也。

131条（上）：病发于阳而反下之，热入因作结胸；病发于阴而反下之，因作痞也。所以成结胸者，以下之太早故也。

134条：太阳病，脉浮而动数，浮则为风，数则为热，动则为痛，数则为虚。头痛发热，微盗汗出，而反恶寒者，表未解也。医反下之，动数变迟，膈内拒痛，胃中空虚，客气动膈，短气躁烦，心中懊憹，阳气内陷，心下因硬，则为结胸，大陷胸汤主之。若不结胸，但头汗出，余处无汗，剂颈而还，小便不利，身必发黄。

（剂颈而还：指颈部以上汗出，以下无汗。）

（剂：古同“齐”。）

135条：伤寒六七日，结胸热实，脉沉而紧，心下痛，按之石硬者，大陷胸汤主之。

（大陷胸汤证）

136条：伤寒十余日，热结在里，复往来寒热者，与大柴胡汤；但结胸，无大热者，此为水结在胸胁也，但头微汗出者，大陷胸汤主之。

（大陷胸汤证与大柴胡汤证的鉴别。）

137条：太阳病，重发汗而复下之，不大便五六日，舌上燥而渴，日晡所小有潮热。从心下至少腹硬满而痛不可近者，大陷胸汤主之。

（日晡所：下午3–5时。）

131条（下）：结胸者，项亦强，如柔痉状，下之则和，宜大陷胸丸。

（大陷胸丸证）

138条：小结胸病，正在心下，按之则痛，脉浮滑者，小陷胸汤主之。

（小陷胸汤证）

141条（下）：寒实结胸，无热证者，与三物小陷胸汤，白散亦可服。

（三物小白散证）

（考《千金翼方》等文献，画线部分为衍文。）

132条：结胸证，其脉浮大者，不可下，下之则死。

（结胸证预后。）

133条：结胸证悉具，烦躁者亦死。

※　脏结证

129条：何谓脏结?答曰：如结胸状，饮食如故，时时下利，寸脉浮，关脉小细沉紧，名曰脏结。舌上白胎滑者，难治。

130条：脏结无阳证，不往来寒热，其人反静，舌上胎滑者，不可攻也。

167条：病胁下素有痞，连在脐旁，痛引少腹，入阴筋者，此名脏结，死。

（痞：包块。）

（阴筋：外生殖器。）

※　痞证：

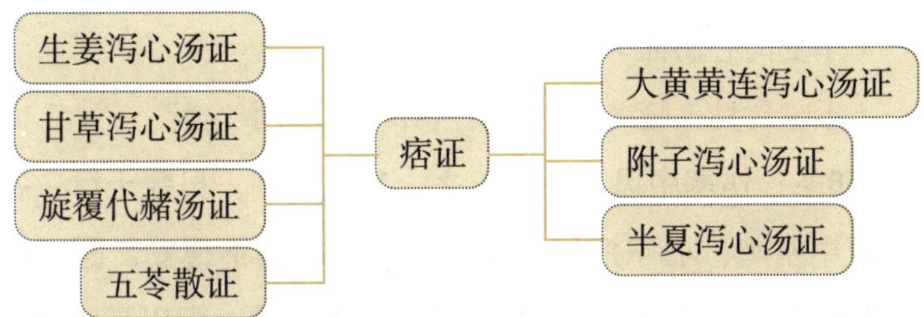

151条：脉浮而紧，而复下之，紧反入里，则作痞，按之自濡，但气痞耳。

（濡：同“软”。）

154条：心下痞，按之濡，其脉关上浮者，大黄黄连泻心汤主之。

（大黄黄连泻心汤证）

164条：伤寒，大下后，复发汗，心下痞，恶寒者，表未解也，不可攻痞，当先解表，表解乃可攻痞。解表，宜桂枝汤；攻痞，宜大黄黄连泻心汤。

155条：心下痞，而复恶寒汗出者，附子泻心汤主之。

（附子泻心汤证）

149条：伤寒五六日，呕而发热者，柴胡汤证具。而以他药下之，柴胡证仍在者，复与柴胡汤。此虽已下之，不为逆，必蒸蒸而振，却发热汗出而解。若心下满而硬痛者，此为结胸也，大陷胸汤主之。但满而不痛者，此为痞，柴胡不中与之，宜半夏泻心汤。

（柴胡证误下后三种转归及治法。）

（蒸蒸而振：战汗的具体表现。）

157条：伤寒汗出，解之后，胃中不和，心下痞硬，干噫食臭，胁下有水气，腹中雷鸣，下利者，生姜泻心汤主之。

（生姜泻心汤证）

（干噫食臭：嗳气带有伤食气味。噫：同“嗳”。）

158条：伤寒中风，医反下之，其人下利，日数十行，谷不化，腹中雷鸣，心下痞硬而满，干呕，心烦不得安。医见心下痞，谓病不尽，复下之，其痞益甚，此非结热，但以胃中虚，客气上逆，故使硬也，甘草泻心汤主之。

（甘草泻心汤证）

161条：伤寒发汗，若吐，若下，解后，心下痞硬，噫气不除者，旋覆代赭汤主之。

（旋覆代赭汤证）

156条：本以下之，故心下痞，与泻心汤；痞不解，其人渴而口燥，烦，小便不利者，五苓散主之。

（五苓散证）

159条：伤寒，服汤药，下利不止，心下痞硬。服泻心汤已，复以他药下之，利不止，医以理中与之，利益甚。理中者，理中焦，此利在下焦，赤石脂禹余粮汤主之。复不止者，当利其小便。

（赤石脂禹余粮汤证）

※　上热下寒证

173条：伤寒，胸中有热，胃中有邪气，腹中痛，欲呕吐者，黄连汤主之。

（黄连汤证）

※　火逆证

110条：太阳病二日，反躁，反熨其背而大汗出，大热入胃，胃中水竭，躁烦，必发谵语。十余日，振栗，自下利者，此为欲解也。故其汗从腰以下不得汗，欲小便不得，反呕，欲失溲，足下恶风，大便硬，小便当数，而反不数及不多，大便已，头卓然而痛，其人足心必热，谷气下流故也。

（熨：火热疗法一种。）

111条：太阳病中风，以火劫发汗，邪风被火热，血气流溢，失其常度。两阳相熏灼，其身发黄。阳盛则欲衄，阴虚小便难。阴阳俱虚竭，身体则枯燥，但头汗出，剂颈而还，腹满微喘，口干咽烂，或不大便。久则谵语，甚者至哕，手足躁扰，捻衣摸床。小便利者，其人可治。

（捻衣摸床：两手不自主捻弄衣服或抚摸床边。）

113条：形作伤寒，其脉不弦紧而弱。弱者必渴，被火必谵语。弱者发热脉浮，解之当汗出愈。

114条：太阳病，以火熏之，不得汗，其人必躁。到经不解，必清血，名为火邪。

（清血：便血。）

115条：脉浮热甚，而反灸之，此为实。实以虚治，因火而动，必咽燥吐血。

116条：微数之脉，慎不可灸，因火为邪，则为烦逆，追虚逐实，血散脉中，火气虽微，内攻有力，焦骨伤筋，血难复也。脉浮，宜以汗解，用火灸之，邪无从出，因火而盛，病从腰以下，必重而痹，名火逆也。欲自解者，必当先烦，烦乃有汗而解，何以知之?脉浮，故知汗出解。

119条：太阳伤寒者，加温针，必惊也。

类证：

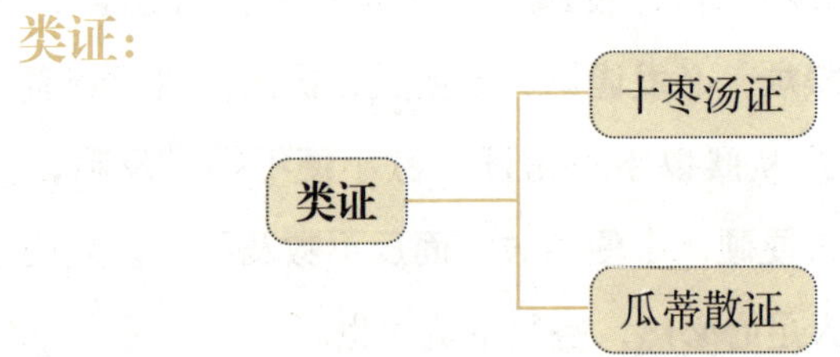

152条：太阳中风，下利呕逆，表解者，乃可攻之。其人漐漐汗出，发作有时，头痛，心下痞硬满，引胁下痛，干呕短气，汗出不恶寒者，此表解里未和也，十枣汤主之。

166条：病如桂枝证，头不痛，项不强，寸脉微浮，胸中痞硬，气上冲喉咽不得息者，此为胸有寒也，当吐之，宜瓜蒂散。

（寒：作“邪”讲，指痰饮。）

小结：

1、太阳病以“脉浮，头项强痛而恶寒”为提纲，概括了太阳病的基本特点。它作为整个太阳病的诊断标准，反映了太阳受邪，卫外失职，正邪交争于表，太阳经气不利的基本病理机制。由于感邪性质和体质差异，进而将太阳病分为中风、伤寒、温病三种类型。但在《伤寒论》中详于寒而略于温，故在辨治上根据体质强弱、腠理疏密、感邪程度、病情轻重、病理变化之不同，着重讨论了太阳病本证的三种证候类型：一是以头痛、发热、汗出、恶风、脉浮缓等为基本表现，其病理特点是外邪侵袭，腠理疏松，营卫不和，卫强营弱，称为太阳中风；二是以恶寒、无汗、身体骨节疼痛、脉浮紧为基本表现，其病理特点是外邪束表，腠理致密，卫阳被遏，营阴郁滞，称为太阳伤寒。三是以发热而渴、不恶寒或微恶寒、脉浮数等为基本表现，其病理特点是外感温热病邪而发生的温热性疾病，称为太阳温病。如太阳表证日久，不得汗解，邪气渐退，正气渐复，以发热恶寒，热多寒少，呈阵发性发作为基本表现，其病理特点是微邪束表，营卫不和，则为表郁轻证。

2、太阳病虽多轻浅，但若失治误治，则变化迅速，其中在病变的过程中表邪不解又出现其他证候，或在发病之初其人素有宿疾，复感外邪，形成兼夹者，称为太阳病兼证，如桂枝加葛根汤证、大青龙汤证等；表邪不解，可随经入腑，如邪与水结，则膀胱气化不利，发生蓄水证，以小便不利，渴欲饮水，少腹里急为主要临床表现；如邪热与瘀血相搏结于下焦，则为蓄血证，以小便自利，如狂或发狂，少腹急结或硬满为主要临床表现。太阳病篇有较多内容是讨论太阳病转化为坏病的，坏病也被称之为变证，已经不再符合太阳病表证的特征，将其放在太阳病篇，意在展示太阳病有其复杂多变的特点，同时揭示太阳表证需及时治疗，以防发生传变。

3、有些疾病在其发生发展过程中，有时会出现一些类似太阳病的表现，如十枣汤证、风湿证等，被称之为太阳病类似证。将其列入太阳病篇，是为了与太阳病进行鉴别。

4、太阳病的治疗，应据《黄帝内经》“在皮者，汗而发之”的原则，以解表祛邪为主要治法，风寒者当辛温解表，风热者当辛凉解表。太阳中风治以解肌祛风、调和营卫，方用桂枝汤。太阳伤寒治以辛温发汗、宣肺平喘，方用麻黄汤。太阳温病宜治以辛凉解表，但因其发病急，传变快，则需“观其脉证，知犯何逆，随证治之”。表郁轻证治以小发其汗，方用桂枝麻黄各半汤、桂枝二麻黄一汤、桂枝二越婢一汤等。太阳病兼证的治疗原则为在主治方中随证进行加减。太阳病变证的治疗，则应依据变化了的病情，重新辨证，然后依证定法选方。

5、太阳病的转归，与感邪轻重、体质强弱、治疗是否得当密切相关。一般情况下，太阳表证，汗之得法，多表解而愈。若太阳表邪不解，可传入他经，既可传阳明，也能传少阳，至于先传阳明，或先传少阳，并无固定局势。太阳也可直接传入三阴，其中以传入少阴者为多见，特别是少阴心、肾虚衰之人，外邪陷入少阴，形成太少两感证，故有“实则太阳，虚则少阴”之说。

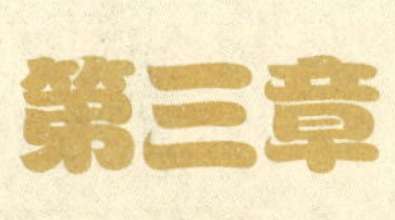

辨阳明病脉证并治

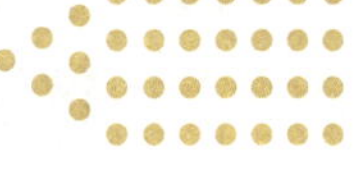

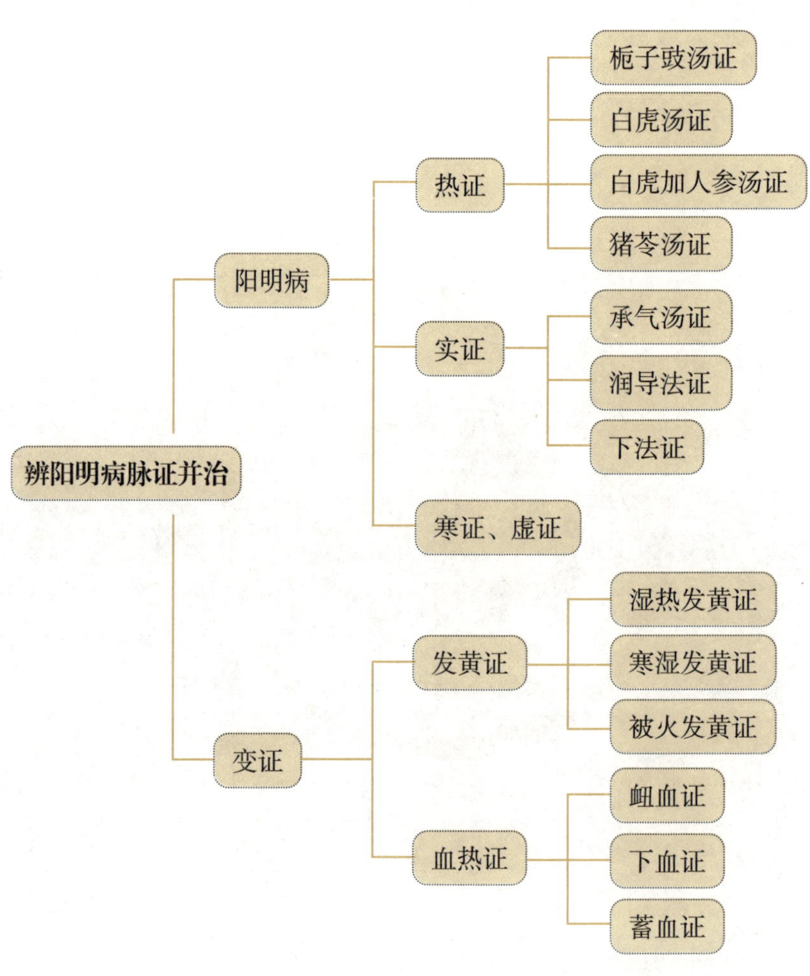
辨阳明病脉证并治
阳明病
热证
栀子豉汤证
白虎汤证
白虎加人参汤证
猪苓汤证
实证
承气汤证
润导法证
下法证
寒证、虚证
变证
发黄证
湿热发黄证
寒湿发黄证
被火发黄证
血热证
衄血证
下血证
蓄血证

概述：

1、阳明包括手阳明、足阳明二经与胃、大肠二腑。足阳明胃腑，与脾同居中州，以膜相连，且经脉相互络属，故相为表里。胃与脾同居中州，胃主受纳，腐熟水谷，喜润恶燥，以降为顺；脾主运化，喜燥恶湿，以升为健。脾胃相关，阴阳相调，燥湿相济，升降相因，共同完成水谷的受纳、腐熟，以及营养物质的吸收、转输功能，即所谓“脾胃者，仓廪之官，五味出焉”。故脾胃为水谷之海，而为后天之本，气血化生之源。《素问·血气形志篇》谓“阳明常多气多血”，水谷代谢正常，水谷精微就能奉养周身，化生气血。

2、手阳明大肠腑与手太阴肺，有经脉相互络属，故相为表里。《素问·灵兰秘典论》云：“大肠者，传导之官，变化出焉。”六腑之气以通为用，以降为顺，实而不能满，饮食入胃，则胃实而肠虚，食物下传于肠，则肠实而胃虚，虚实交替，腑气得以通顺，肠胃中糟粕方能及时排出体外而不滞留。

3、太阳主表肤表面积大而广，大量的阳气散漫地分布在整个体表，起到温煦卫护人体的作用，所以说太阳的阳气最多。而阳明本为二阳，之所以叫做盛阳，《素问·至真要大论》讲得很清楚：“阳明何谓也，岐伯曰：两阳合明也。”也就是说，阳明虽然总体的阳气不如太阳，但是它具有“合明”的特点，阳气聚合在阳明所主的胃肠的局部用来腐熟消化水谷，在这个有限的空间里，阳气无疑是最盛的。阳明病：是病邪侵袭阳明，导致胃肠的功能失常，以燥化热化、里热里实为主要特点的病证。

4、阳明病的成因主要有三，一是病邪因素：感受温热之邪或风寒之邪化热化燥，以致胃肠干燥而成。二是体质因素：平素津液不足，胃肠偏热，加之夹有宿食，而形成肠腑燥实证。三是治疗因素：发汗、催吐、利小便太过，耗伤津液，或发汗不彻，邪不外解，均可诱发阳明病。

5、太阳病失治或误治，伤津耗液，以致胃中干燥而转属阳明者，称为“太阳阳明”即是；少阳病误用发汗、利小便，伤津化燥而成阳明病者，称为“少阳阳明”即是；由于素体阳盛，或有宿食，或为燥热所感，病证直从阳明化燥而成阳明病，称为“正阳阳明”。此外，三阴病阴寒之邪郁久，或少阴热化证伤津化燥及寒化证阳复太过，亦可转属阳明而成阳明病。

6、治法方药：阳明病主要治法是下法和清法。阳明病实证用下法，下法代表方有承气汤的攻下，麻子仁丸的润下及蜜煎的导下。阳明病热证用清法，清法代表方是白虎汤与白虎加人参汤。另外，阳明病中若见寒证，则用温法，代表方是吴茱萸汤与四逆汤。

纲要：

180条：阳明之为病，胃家实是也。

179条：问曰：病有太阳阳明，有正阳阳明，有少阳阳明，何谓也?答曰：太阳阳明者，脾约是也；正阳阳明者，胃家实是也；少阳阳明者，发汗利小便已，胃中燥，烦，实，大便难是也。

（脾约：胃热约束，脾远受损，肠燥津伤而便秘。）

181条：问曰：何缘得阳明病?答曰：太阳病，若发汗，若下，若利小便，此亡津液，胃中干燥，因转属阳明，不更衣，内

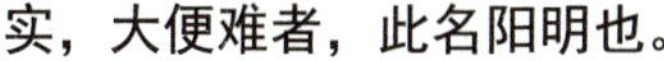

实，大便难者，此名阳明也。

（不更衣：不大便。）

185条：本太阳，初得病时，发其汗，汗先出不彻，因转属阳明也。伤寒，发热无汗，呕不能食，而反汗出濈濈然者，是转属阳明也。

（濈濈然：形容绵绵汗出的样子。）

188条：伤寒转系阳明者，其人濈然微汗出也。

182条：问曰：阳明病外证云何?答曰：身热，汗自出，不恶寒，反恶热也。

183条：问曰：病有得之一日，不发热而恶寒者，何也?答曰：虽得之一日，恶寒将自罢，即自汗出而恶热也。

184条：问曰：恶寒何故自罢?答曰：阳明居中，主土也，万物所归，无所复传，始虽恶寒，二日自止，此为阳明病也。

186条：伤寒三日，阳明脉大。

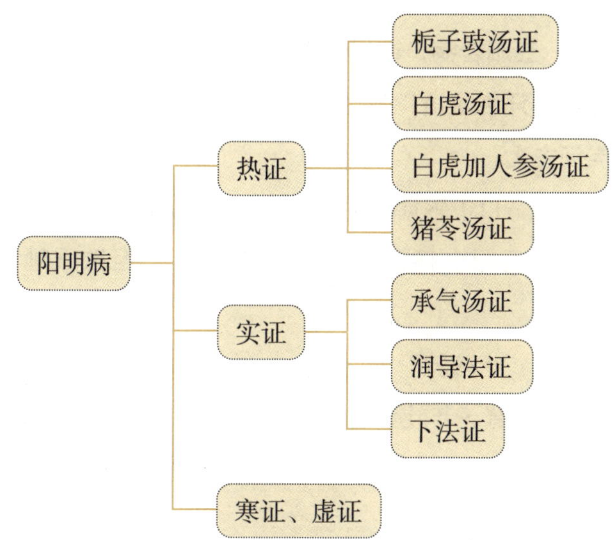

※ 热证

221条：阳明病，脉浮而紧，咽燥口苦，腹满而喘，发热汗出，不恶寒，反恶热，身重。若发汗则躁，心愦愦，反谵语。若加温针，必怵惕，烦躁不得眠。若下之，则胃中空虚，客气动膈，心中懊憹，舌上苔者，栀子豉汤主之。

（栀子豉汤证）

（愦（kuì）、愦：糊涂、混乱。心愦愦：形容心中烦乱不安。怵（chù）惕：恐惧不安之状。）

228条：阳明病，下之，其外有热，手足温，不结胸，心中懊憹，饥不能食，但头汗出者，栀子豉汤主之。

176条：伤寒，脉浮滑，此以表有热，里有寒，白虎汤主之。

（白虎汤证）

（“表有热，里有寒”存疑，有认为表里俱热，有认为寒热互换。）

219条：三阳合病，腹满身重，难于转侧，口不仁，面垢，谵语遗尿。发汗则谵语，下之则额上生汗，手足逆冷。若自汗出者，白虎汤主之。

（口不仁：口中感觉失常。面垢：面部如蒙油垢。）

268条：三阳合病，脉浮大，上关上，但欲眠睡，目合则汗。

（上关上：指弦脉。）

168条：伤寒，若吐、若下后，七八日不解，热结在里，表里俱热，时时恶风，大渴，舌上干燥而烦，欲饮水数升者，白虎加人参汤主之。

（白虎加人参汤证）

169条：伤寒，无大热，口燥渴，心烦，背微恶寒者，白虎加人参汤主之。

170条：伤寒，脉浮，发热无汗，其表不解，不可与白虎汤。渴欲饮水，无表证者，白虎加人参汤主之。

222条：若渴欲饮水，口干舌燥者，白虎加人参汤主之。

26条：服桂枝汤，大汗出后，大烦渴不解，脉洪大者，白虎加人参汤主之。

223条：若脉浮，发热，渴欲饮水，小便不利者，猪苓汤主之。

（猪苓汤证）

224条：阳明病，汗出多而渴者，不可与猪苓汤。以汗多胃中燥，猪苓汤复利其小便故也。

※　实证

207条：阳明病，不吐不下，心烦者，可与调胃承气汤。

（调胃承气汤证）

248条：太阳病三日，发汗不解，蒸蒸发热者，属胃也，调胃承气汤主之。

（蒸蒸发热：如蒸笼中热气蒸腾之状。）

249条：伤寒吐后，腹胀满者，与调胃承气汤。

213条：阳明病，其人多汗，以津液外出，胃中燥，大便必硬，硬则谵语，小承气汤主之。若一服谵语止者，更莫复服。

（小承气汤证）

214条：阳明病，谵语，发潮热，脉滑而疾者，小承气汤主之。因与承气汤一升，腹中转气者，更服一升。若不转气者，勿更与之；明日又不大便，脉反微涩者，里虚也，为难治，不可更与承气汤也。

（转气：俗称放屁。）

250条：太阳病，若吐，若下，若发汗后，微烦，小便数，大便因硬者，与小承气汤，和之愈。

238条：阳明病，下之，心中懊憹而烦，胃中有燥屎者，可攻。腹微满，初头硬，后必溏，不可攻之。若有燥屎者，宜大承气汤。

（大承气汤证）

（胃：此处指肠。）

239条：病人不大便五六日，绕脐痛，烦躁，发作有时者，此有燥屎，故使不大便也。

215条：阳明病，谵语，有潮热，反不能食者，胃中必有燥屎五六枚也。若能食者，但硬耳，宜大承气汤下之。

241条：大下后，六七日不大便，烦不解，腹满痛者，此有燥屎也。所以然者，本有宿食故也，宜大承气汤。

242条：病人小便不利，大便乍难乍易，时有微热，喘冒不能卧者，有燥屎也，宜大承气汤。

255条：腹满不减，减不足言，当下之，宜大承气汤。

212条：伤寒，若吐、若下后，不解，不大便五六日，上至十余日，日晡所发潮热，不恶寒，独语如见鬼状。若剧者，发则不识人，循衣摸床，惕而不安，微喘直视，脉弦者生，涩者死，微者，但发热谵语者，大承气汤主之。若一服利，则止后服。

252条：伤寒六七日，目中不了了，睛不和，无表里证，大便难，身微热者，此为实也。急下之，宜大承气汤。

（目中不了了：视物模糊。）

（睛不和：眼珠转动不灵活。）

253条：阳明病，发热汗多者，急下之，宜大承气汤。

（第252、253、254三条为阳明三急下证。）

254条：发汗不解，腹满痛者，急下之，宜大承气汤。

217条：汗出谵语者，以有燥屎在胃中，此为风也。须下者，过经乃可下之。下之若早，语言必乱，以表虚里实故也。下之愈，宜大承气汤。

220条：二阳并病，太阳证罢，但发潮热，手足漐漐汗出，大便难而谵语者，下之则愈，宜大承气汤。

256条：阳明少阳合病，必下利，其脉不负者，为顺也。负者，失也，互相克贼，名为负也。脉滑而数者，有宿食也，当下之，宜大承气汤。

247条：趺阳脉浮而涩，浮则胃气强，涩则小便数。浮涩相搏，大便则硬，其脾为约。麻子仁丸主之。

（麻子仁丸证）

（趺阳脉：足背动脉，冲阳穴处。）

245条：脉阳微而汗出少者，为自和也；汗出多者，为太过。阳脉实，因发其汗，出多者，亦为太过。太过者，为阳绝于里，亡津液，大便因硬也。

246条：脉浮而芤，浮为阳，芤为阴，浮芤相搏，胃气生热，其阳则绝。

233条：阳明病，自汗出，若发汗，小便自利者，此为津液内竭，虽硬不可攻之，当须自欲大便，宜蜜煎导而通之。若土瓜根及大猪胆汁，皆可为导。

（蜜煎导法）

208条：阳明病，脉迟，虽汗出，不恶寒者，其身必重，短气，腹满而喘，有潮热者，此外欲解，可攻里也。手足濈然汗出者，此大便已硬也，大承气汤主之。若汗多，微发热恶寒者，外未解也，其热不潮，未可与承气汤；若腹大满不通者，可与小承气汤，微和胃气，勿令至大泄下。

209条：阳明病，潮热，大便微硬者，可与大承气汤；不硬者，不可与之。若不大便六七日，恐有燥屎，欲知之法，少与小承气汤，汤入腹中，转失气者，此有燥屎也，乃可攻之。若不转失气者，此但初头硬，后必溏，不可攻之，攻之必胀满不能食也。欲饮水者，与水则哕。其后发热者，必大便复硬而少也，以小承气汤和之。不转失气者，慎不可攻也。

（失：同“矢”。）

251条：得病二三日，脉弱，无太阳、柴胡证，烦躁，心下硬。至四五日，虽能食，以小承气汤，少少与，微和之，令小安，至六日，与承气汤一升。若不大便六七日，小便少者，虽不能食，但初头硬，后必溏，未定成硬，攻之必溏。须小便利，屎定硬，乃可攻之，宜大承气汤。

203条：阳明病，本自汗出，医更重发汗，病已差，尚微烦不了了者，此必大便硬故也。以亡津液，胃中干燥，故令大便硬。当问其小便日几行，若本小便日三四行，今日再行，故知大便不久出。今为小便数少，以津液当还入胃中，故知不久必大便也。

204条：伤寒呕多，虽有阳明证，不可攻之。

（禁下法）

205条：阳明病，心下硬满者，不可攻之，攻之利遂不止者死，利止者愈。

206条：阳明病，面合色赤，不可攻之，必发热，色黄者，小便不利也。

（面合色赤：满面通红。）

189条：阳明中风，口苦咽干，腹满微喘，发热恶寒，脉浮而紧，若下之，则腹满，小便难也。

194条：阳明病，不能食，攻其热必哕，所以然者，胃中虚冷故也。以其人本虚，攻其热必哕。

※　寒证与虚证

190条：阳明病，若能食，名中风；不能食，名中寒。

191条：阳明病，若中寒者，不能食，小便不利，手足濈然汗出，此欲作固瘕，必大便初硬后溏。所以然者，以胃中冷，水谷不别故也。

（固瘕：胃中虚汗，水谷不消而结积病证。）

226条：若胃中虚冷，不能食者，饮水则哕。

243条：食谷欲呕，属阳明也，吴茱萸汤主之。得汤反剧者，属上焦也。

（吴茱萸汤证）

197条：阳明病，反无汗，而小便利，二三日呕而咳，手足厥者，必苦头痛。若不咳，不呕，手足不厥者，头不痛。

196条：阳明病，法多汗，反无汗，其身如虫行皮中状者，此以久虚故也。

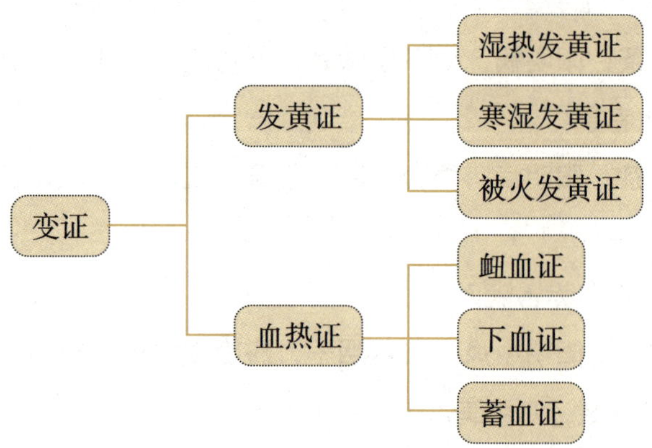

236条：阳明病，发热汗出者，此为热越，不能发黄也。但头汗出，身无汗，剂颈而还，小便不利，渴引水浆者，此为瘀热在里，身必发黄，茵陈蒿汤主之。

（发黄证）

（茵陈蒿汤证）

260条：伤寒七八日，身黄如橘子色，小便不利，腹微满者，茵陈蒿汤主之。

199条：阳明病，无汗，小便不利，心中懊憹者，身必发黄。

261条：伤寒，身黄，发热，栀子檗皮汤主之。

（栀子檗皮汤证）

262条：伤寒，瘀热在里，身必黄，麻黄连轺赤小豆汤主之。

（麻黄连轺赤小豆汤证）

［连轺（yáo）：即连翘根。］

195条：阳明病，脉迟，食难用饱，饱则微烦头眩，必小便难，此欲作谷瘅。虽下之，腹满如故，所以然者，脉迟故也。

（寒湿发黄证）

（瘅：以饮食减少、食后头眩、心胸不舒为主症，为黄疸的一种。）

200条：阳明病，被火，额上微汗出，而小便不利者，必发黄。

（被火发黄证）

202条：阳明病，口燥，但欲漱水，不欲咽者，此必衄。

（血热证）

（衄血证）

227条：脉浮，发热，口干鼻燥，能食者则衄。

216条：阳明病，下血谵语者，此为热入血室，但头汗出者，刺期门，随其实而泻之，濈然汗出则愈。

（下血证）

237条：阳明证，其人喜忘者，必有蓄血。所以然者，本有久瘀血，故令喜忘。屎虽硬，大便反易，其色必黑者，宜抵当汤下之。

（蓄血证）

（抵当汤证）

257条：病人无表里证，发热七八日，虽脉浮数者，可下之。假令已下，脉数不解，合热则消谷喜饥，至六七日不大便者，有瘀血，宜抵当汤。

258条：若脉数不解，而下不止，必协热便脓血也。

小结：

1、由于阳明多气多血、喜润恶燥、以降为顺，且阳气昌盛，所以一旦感邪发病，每易导致胃肠功能失常，邪从燥化，是以《素问·阳明脉解篇》说："阳明主肉，其脉血气盛，邪客之则热，热甚则恶火。"柯韵伯则谓"阳明为成温之薮"。邪入阳明，邪正相争剧烈，故多表现为邪盛正实，这是阳明为病的主要特征，故其病变性质多为里热实证。

2、阳明病的病机以燥热内盛为主，《伤寒论》中以"胃家实"三字作为提纲，即是对此所作出的高度概括，它既包含无形邪热，也包括有形热结。前者为胃热津伤，多见烦渴引饮；后者为肠燥热结，多见腹满便秘。如果外感湿热之邪，或内伤饮食，酿生湿热，熏蒸于内，则可形成发黄证；如热入营血，灼伤血络，则又可能出现衄血；如邪热与瘀血相搏结，还可形成蓄血的证候。阳明病也有虚寒证，多因患者素体阳虚，复感寒邪，或恣食生冷，或过用苦寒之品等，损伤中阳，以致寒从内生，形成虚寒证候。如其中所云"中寒"、"痼瘕"以及吴茱萸汤证的"呕"、"哕"等，均属阳明、虚寒类型。

3、阳明病以热、实证为主，治则总以祛邪为要，故清、下二法为主要治法。阳明病热证治用清法。如邪热炽盛，充斥表里，则宜清热生津，如白虎汤、白虎加人参汤之属；若邪热郁于胸膈，则宜清宣郁热，如栀子豉汤之类；若因邪热伤阴、水气不利者，则宜清热滋阴利水，如猪苓汤。阳明病实证以下法为正治。腑实盛者，如三承气汤类；邪热不甚而以津伤肠燥为主者，则宜用润下之剂，如麻子仁丸；若因津液内竭而燥屎内结者，则须于自欲大便之时用蜜煎或大猪胆汁等导而通之。对于阳明病寒证，则宜用温中和胃、降逆止呕之法，如吴茱萸汤。阳明病变证，若湿热熏蒸发黄，则宜用清热利湿之法，如茵陈蒿汤、栀子柏皮汤、麻黄连轺赤小豆汤之属；若寒湿发黄，则“于寒湿中求之”，自当以用温化寒湿之法为是。若热入血分而致衄血者，张仲景虽未出方，但清热凉血之法自不待言，诚如叶天士所谓“人血犹恐耗血动血，只需凉血散血”；若热与血结而成蓄血证者，则宜以抵当汤破血逐瘀。总之，阳明病的主要治法是以清下热实为主，但应注意中病即止，做到“保胃气，存津液”。由于燥热成实是阳明病的本质，燥热之邪最易伤阴耗液，故不可妄用发汗与利小便之法。

4、其中“阳明居中，主土也，万物所归，无所复传”，揭示阳明热、实之邪，不再传入他经，以清、下二法论治。阳明与太阴同属中土，中土热实证多为阳明病，中土虚寒证多为太阴病，阳明病过用清下，损伤脾阳脾气，病可转为太阴；若太阴病湿去邪留，邪从燥化，则又可外出阳明，故后世有“实则阳明，虚则太阴”之说。

5、本篇从不同侧面提示阳明病的证候特征及其治法。例如邪热炽盛而热势散漫者，宜用清法；肠腑未成实证，不得攻下；热结不甚或兼有正气不足者，只宜缓下或和下；若肠腑燥屎已成，证重势急，或燥热灼伤真阴，又当施以急下存阴；若体虚脉弱或阳明实证尚难确诊时，又需要先用小剂量小承气汤试探等。所有这些，都为正确掌握通里攻下提供了方法。

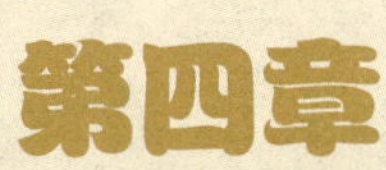

辨少阳病脉证并治

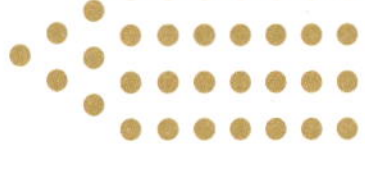

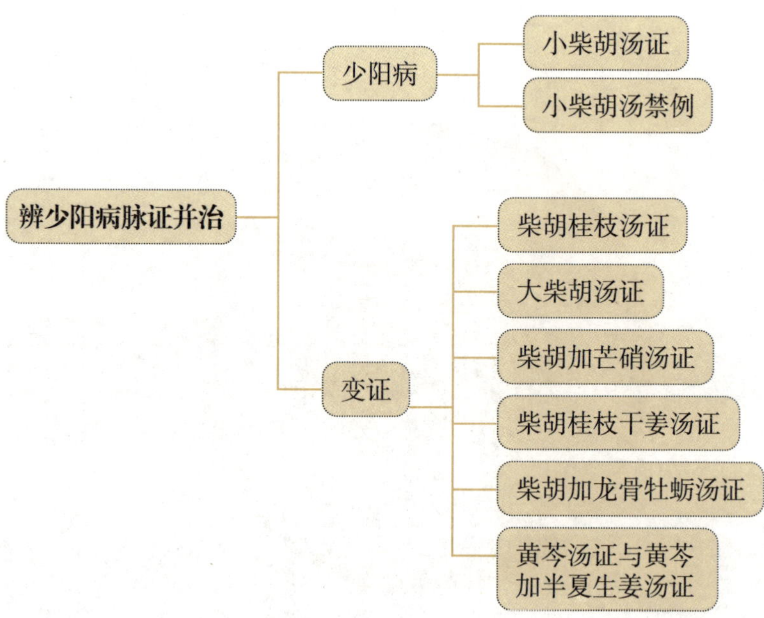
辨少阳病脉证并治
少阳病
小柴胡汤证
小柴胡汤禁例
变证
柴胡桂枝汤证
大柴胡汤证
柴胡加芒硝汤证
柴胡桂枝干姜汤证
柴胡加龙骨牡蛎汤证
黄芩汤证与黄芩加半夏生姜汤证

概述：

1、少阳包括手少阳、足少阳二经与三焦、胆二腑。少阳与厥阴经络相联，脏腑相关。

2、少阳的生理功能特点主要有三。①阳气始生，正气较弱：《素问·阴阳类论》有少阳为一阳之说，所以少阳又称“一阳”、“稚阳”、“小阳”。少阳乃阳气初生，虽生机勃发，应春生之气，然初生者阳气必少，其气尚微，《素问·血气形志篇》认为“少阳常少血多气”。少阳阳气始生，气血不足，抗病能力较弱。②疏利气机，通调水道：《素问·灵兰秘典论》云：“胆者，中正之官，决断出焉。”又云：“三焦者，决渎之官，水道出焉。”认为胆性正直、善于决断，与人体情志有关。而三焦则主疏通水道。胆与三焦经脉相联，功能相关，胆腑疏泄正常，则枢机运转，三焦通利，水火气机得以升降自如。③三阳离合，少阳为枢：《素问·阴阳离合论》云：“是故三阳离合也，太阳为开，阳明为阖，少阳为枢，不得相失。”认为三阳经的离合，太阳主表，是敷布阳气以卫于外，故为开；阳明主里，受纳阳气以支援内脏，故为阖；少阳居于半表半里之间，转枢内外，故为枢。这三经开阖枢的作用，是相互为用，调和统一而不能相失。所以少阳为枢，居半表半里之位，为人身阴阳气机升降出入开阖的枢纽。

3、由于少阳具有上述生理特点，所以其抗御外邪的能力远不及太阳与阳明，《伤寒论》中云“血弱气尽，腠理开，邪气因入”，是言邪犯少阳，人体气血虚弱，阳气卫外无力，腠理疏松，外邪乘虚侵入所致。然少阳病又是外感热病过程中，由表入里，由寒转热的中间过渡阶段，其病性属热，其病位既不在太阳之表，也不在阳明之里，而是在半表半里之间。

4、病因病机：少阳病成因有两个：一是本经直接感受外邪，导致少火被郁而发病。二是由太阳病转属少阳，导致枢机不利而发病。自发的少阳病，以少火被郁为临床特点，可以见到口苦、咽干、目眩等症；转属的少阳病，以枢机不利为特点，可以见到往来寒热，胸胁苦满，嘿嘿不欲饮食，心烦喜呕等症。

5、治法方药：邪在太阳，应当用汗法；邪在阳明，应当用下法。邪入少阳，病位在半表半里，汗法下法皆不可用，只有和解一法，因此少阳病治法是和法。

6、兼变类证：少阳外连于太阳，内连于阳明，病位牵连的面比较广泛，再加上枢机的灵活变动，因此少阳病的兼证比较多。

纲要：

263条：少阳之为病，口苦，咽干，目眩也。

264条：少阳中风，两耳无所闻，目赤，胸中满而烦者，不可吐下，吐下则悸而惊。

（两耳无所闻：指耳聋。）

265条：伤寒，脉弦细，头痛发热者，属少阳。少阳不可发汗，发汗则谵语，此属胃。胃和则愈，胃不和，烦而悸。

少阳病

96条：伤寒五六日，中风，往来寒热，胸胁苦满，嘿嘿不欲饮食，心烦喜呕，或胸中烦而不呕，或渴，或腹中痛，或胁下痞硬，或心下悸、小便不利，或不渴、身有微热，或咳者，小柴胡

汤主之。

（小柴胡汤证）

（嘿嘿：同“默默”，表情沉默，不欲言语。）

97条：血弱气尽，腠理开，邪气因入，与正气相搏，结于胁下。正邪分争，往来寒热，休作有时，嘿嘿不欲饮食，藏府相连，其痛必下，邪高痛下，故使呕也，小柴胡汤主之。服柴胡汤已，渴者属阳明，以法治之。

266条：本太阳病不解，转入少阳者，胁下硬满，干呕不能食，往来寒热，尚未吐下，脉沉紧者，与小柴胡汤。

101条：伤寒中风，有柴胡证，但见一证便是，不必悉具。凡柴胡汤病证而下之，若柴胡汤证不罢者，复与柴胡汤，必蒸蒸而振，却复发热汗出而解。

99条：伤寒四五日，身热恶风，颈项强，胁下满，手足温而渴者，小柴胡汤主之。

100条：伤寒，阳脉涩，阴脉弦，法当腹中急痛，先与小建中汤，不差者，小柴胡汤主之。

（阳脉、阴脉：浮取为阳，沉取为阴。）

229条：阳明病，发潮热，大便溏，小便自可，胸胁满不去者，与小柴胡汤。

230条：阳明病，胁下硬满，不大便而呕，舌上白胎者，可与小柴胡汤。上焦得通，津液得下，胃气因和，身濈然汗出而解。

98条：得病六七日，脉迟浮弱，恶风寒，手足温，医二三下之，不能食，而胁下满痛，面目及身黄，颈项强，小便难者，与柴胡汤，后必下重。本渴，饮水而呕者，柴胡汤不中与也，食谷者哕。

（小柴胡汤禁例。）

148条：伤寒五六日，头汗出，微恶寒，手足冷，心下满，口不欲食，大便硬，脉细者，此为阳微结，必有表，复有里也。脉沉，亦在里也，汗出为阳微，假令纯阴结，不得复有外证，悉入在里。此为半在里半在外也。脉虽沉紧，不得为少阴病，所以然者，阴不得有汗，今头汗出，故知非少阴也，可与小柴胡汤。设不了了者，得屎而解。

（阳结：因热结于里而大便秘结。）

（阴结：脾肾阳虚，阴寒凝结，温运无力而大便秘结。）

变证

267条：若已吐、下、发汗、温针，谵语，柴胡汤证罢，此为坏病。知犯何逆，以法治之。

146条：伤寒六七日，发热，微恶寒，支节烦疼，微呕，心下支结，外证未去者，柴胡桂枝汤主之。

（柴胡桂枝汤证）

（支节：同“肢节”。）

103条：太阳病，过经十余日，反二三下之，后四五日，柴胡证仍在者，先与小柴胡；呕不止，心下急，郁郁微烦者，为未解也，与大柴胡汤，下之则愈。

（大柴胡汤证）

（心下急：胃脘部拘紧疼痛感。）

165条：伤寒，发热，汗出不解，心中痞硬，呕吐而下利者，大柴胡汤主之。

104条：伤寒，十三日不解，胸胁满而呕，日晡所发潮热，已而微利，此本柴胡证，下之以不得利，今反利者，知医以丸药下之，此非其治也。潮热者，实也。先宜服小柴胡汤以解外，后以柴胡加芒硝汤主之。

（柴胡加芒硝汤证）

147条：伤寒五六日，已发汗而复下之，胸胁满微结，小便不利，渴而不呕，但头汗出，往来寒热，心烦者，此为未解也，柴胡桂枝干姜汤主之。

（柴胡桂枝干姜汤证）

107条：伤寒八九日，下之，胸满烦惊，小便不利，谵语，一身尽重，不可转侧者，柴胡加龙骨牡蛎汤主之。

172条：太阳与少阳合病，自下利者，与黄芩汤；若呕者，黄芩加半夏生姜汤主之。

（黄芩汤与黄芩加半夏生姜汤证）

142条：太阳与少阳并病，头项强痛，或眩冒，时如结胸，心下痞硬者，当刺大椎第一间、肺俞、肝俞，慎不可发汗。发汗则谵语，脉弦，五日谵语不止，当刺期门。

（外治法）

171条：太阳少阳并病，心下硬，颈项强而眩者，当刺大椎、肺俞、肝俞，慎勿下之。

150条：太阳少阳并病，而反下之，成结胸，心下硬，下利不止，水浆不下，其人心烦。

269条：伤寒六七日，无大热，其人躁烦者，此为阳去入阴故也。

270条：伤寒三日，三阳为尽，三阴当受邪，其人反能食而不呕，此为三阴不受邪也。

271条：伤寒三日，少阳脉小者，欲已也。

143条：妇人中风，发热恶寒，经水适来，得之七八日，热除而脉迟身凉，胸胁下满，如结胸状，谵语者，此为热入血室也，当刺期门，随其实而取之。

（热入血室证）

144条：妇人中风七八日，续得寒热，发作有时，经水适断者，此为热入血室，其血必结，故使如疟状，发作有时，小柴胡汤主之。

145条：妇人伤寒，发热，经水适来，昼日明了，暮则谵语，如见鬼状者，此为热入血室。无犯胃气及上二焦，必自愈。

小结：

1、少阳病以“口苦，咽干，目眩”为提纲，虽反映少阳火气为病的特点，然邪入少阳尚有枢机不利，正邪分争，影响脾胃功能，如往来寒热，胸胁苦满，默默不欲饮食，心烦喜呕，脉弦等症，临床仍需合参。少阳位于表里之间，变化多端，邪易传变，病证多有兼夹。

2、少阳病属半表半里之证，邪气已渐入里化热，所以禁用发汗；未至阳明里实，故不可下；胸中无痰水实邪内阻，故亦不可催吐。少阳病禁用汗、吐、下三法。因少阳邪热，已伤耗津液，故亦禁用利小便。以其症结在于枢机不转，故当以和解为主。俾枢机运转，则表里内外之气疏通，而少阳之病可解。

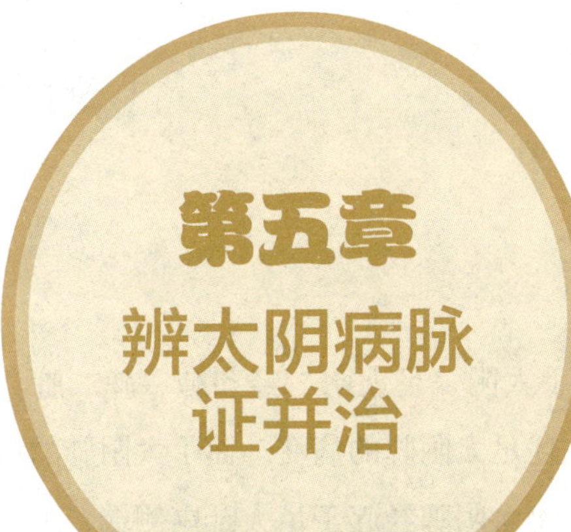

第五章 辨太阴病脉证并治

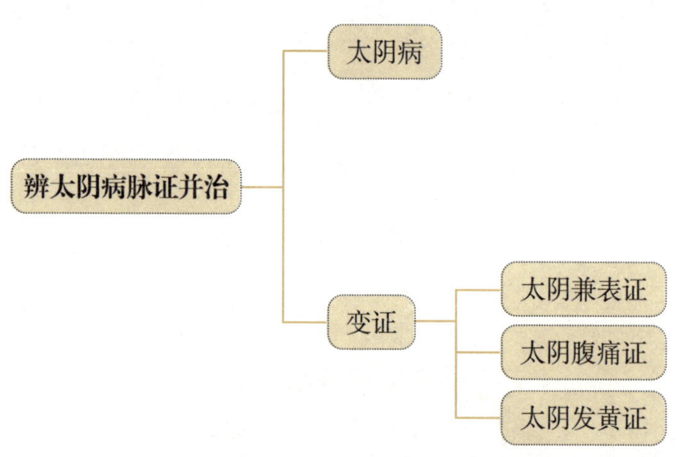

概述：

1、太阴包括手太阴、足太阴二经和肺、脾二脏。但从太阴篇来看，主要是论述足太阴脾的病变，而手太阴肺的病证大多已在太阳病篇论述。足太阴脾经起于足大趾内侧端，上行沿小腿内侧，交厥阴经之前，沿大腿内前侧上行，入腹，属脾络胃。由于经络相互络属的关系，使足太阴脾与足阳明胃互为表里。

2、脾胃位居中焦，脾主运化，升清阳，主四肢，胃主受纳，腐熟水谷，与脾合称为后天之本。脾胃为人体气机升降之枢纽，脾主升，胃主降，脾以升为顺，胃以降为和，脾胃各项功能协调，则清阳得升，浊阴得降，水精四布，五脏得荣。若脾胃虚弱，或被邪气所犯，以致中阳不足，运化无力，寒湿内停，升降失常则形成太阴病。脾病多是虚寒湿，胃病多是热燥实，所以又有“实则阳明，虚则太阴”的说法。

3、太阴病的成因有三：一是六淫之邪主要是寒湿之邪直接侵犯中焦，或七情中的忧思伤脾，或饮食劳倦所伤，从而使脾胃虚弱，运化失职。二是先天禀赋不足，脏气虚弱，脾之阳气不足而自病；亦可因脾胃素虚，复被邪气所犯而发病。三是三阳病失治误治，损伤中阳，从而转为太阴病。

纲要：

273条：太阴之为病，腹满而吐，食不下，自利益甚，时腹自痛。若下之，必胸下结硬。

（胸下：胃脘部。）

太阴病：

277条：自利不渴者，属太阴，以其藏有寒故也。当温之，宜服四逆辈。（有寒：指脾脏虚寒。辈：作“类”解。）

变证：

276条：太阴病，脉浮者，可发汗，宜桂枝汤。

（太阴兼表证）

279条：本太阳病，医反下之，因而腹满时痛者，属太阴也，桂枝加芍药汤主之；大实痛者，桂枝加大黄汤主之。

（太阴腹痛证）

280条：太阴为病，脉弱，其人续自便利，设当行大黄、芍药者，宜减之。以其人胃气弱，易动故也。

259条：伤寒，发汗已，身目为黄，所以然者，以寒湿在里不解故也。以为不可下也，于寒湿中求之。

（太阴发黄证）

274条：太阴中风，四肢烦疼，阳微阴涩而长者，为欲愈。

278条：伤寒脉浮而缓，手足自温者，系在太阴。太阴当发身黄，若小便自利者，不能发黄。至七八日，虽暴烦下利日十余行，必自止，以脾家实，腐秽当去故也。

187条：伤寒脉浮而缓，手足自温者，是为系在太阴。太阴者，身当发黄，若小便自利者，不能发黄。至七八日，大便硬者，为阳明病也。

小结：

1、太阴病以“腹满而吐，食不下，自利益甚，时腹自痛”为提纲，概括了太阴病的基本特点。作为整个太阴病的诊断标准，反映了太阴病脾胃阳虚、寒湿内盛、升降失常的基本病理机制。太阴病亦分为太阴病本证和太阴病兼变证，太阴病本证即太阴病提纲证，以腹满而吐、食不下、自利益甚、时腹自痛、且自利不渴为基本表现。太阴病兼变证主要有太阴兼表证、太阴兼腹痛证以及寒湿发黄证等。

2、太阴病的治疗，张仲景提出“当温之”的治疗大法，即太阴病本证当温中祛寒、健脾燥湿，用理中丸、四逆汤一类方剂。太阴病兼变证中，若兼表证，里虚不甚，表证为主者，宜调和营卫，用桂枝汤；若兼腹痛，宜通阳益脾、活络止痛，用桂枝加芍药汤，大实痛则化瘀通络，用桂枝加大黄汤；属于寒湿发黄者则“于寒湿中求之”，即温阳散寒，除湿退黄。

3、太阴病的预后，主要有3个方面：一是阳复而愈。太阴病为脾虚寒湿内盛证，故脾阳恢复，其病则愈。二是脏邪还腑，里病达外。又由于太阴与阳明同属中州，相为表里，经脉相互络属，故病情可在一定条件下相互转化。如阳明病过用清下，则病可及于太阴；而太阴病过用温燥，或寒湿久郁化热，亦可由太阴而转出阳明，即所谓“实则阳明，虚则太阴”之义。三是病邪内传。若太阴病日久，脾阳虚衰益甚，病邪又可转入少阴或厥阴。而厥阴、少阴之虚寒证，往往伴有脾阳虚衰之象，这在一定程度上反映了太阴病的传变关系。因此，一般认为太阴为三阴之首，是三阴病的初始阶段。

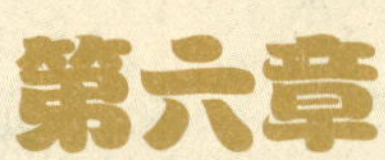

第六章 辨少阴病脉证并治

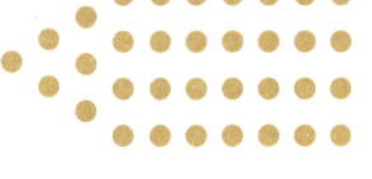

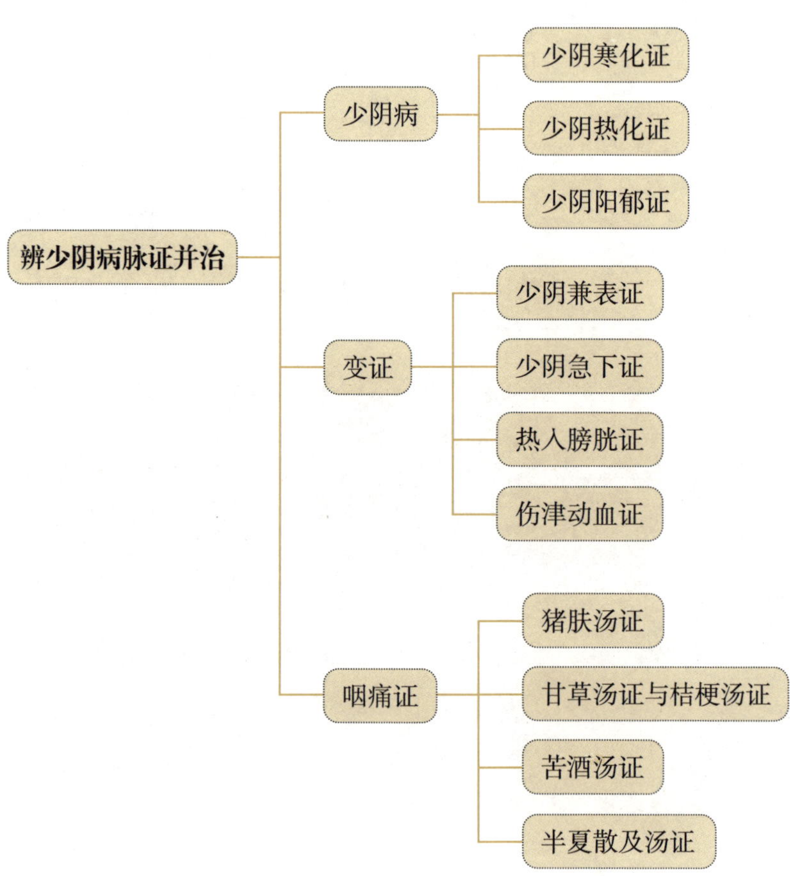
辨少阴病脉证并治
少阴病
少阴寒化证
少阴热化证
少阴阳郁证
变证
少阴兼表证
少阴急下证
热入膀胱证
伤津动血证
咽痛证
猪肤汤证
甘草汤证与桔梗汤证
苦酒汤证
半夏散及汤证

概述：

1、少阴包括手少阴、足少阴二经和心、肾二脏。心肾统属少阴。手少阴心属火，主血脉，统神明；足少阴肾属水，主藏精，为人体阴阳之根，先天真气之所系，元阴元阳之所寓，为水火之宅。在生理情况下，心火在上，肾水在下，心火下温于肾，使肾水不寒，肾水上奉于心，使心火不亢。心肾相交，水火既济，维持人体的阴阳动态平衡，激发五脏六腑的生理动能，使人健康无病。若邪侵少阴，心肾受病，真气损伤，以致人体阴阳失衡，即可发生心肾失调、水火不济的少阴病。

2、少阴，即阴气相对较少之意。人体之精气来源于津液而少于津液。津液和与津液活动有关的脾肺属太阴，而精气及与精气活动有关的心肾属少阴，故称少阴为阴中之“小阴”。

3、少阴病的发生，一是素体少阴阳虚或阴虚，复感外邪，邪气直犯少阴，内外合邪而发病。二是它经病证失治、误治，损伤心肾阴阳，从而转属少阴。其中因太阳与少阴互为表里的关系，故太阳病最易转入少阴。另外，太阴和少阴有子母关系，病变中常子盗母气，故太阴虚寒也易传入少阴，成为脾肾阳虚证等。少阴病以心肾虚衰、水火不交为主要病机，以脉微细、但欲寐为主要脉证特点。

4、治法方药：少阴寒化证的治法是温经回阳，以四逆汤类方为代表方；少阴热化证的治法是育阴清热，以黄连阿胶汤为代表方；少阴表证的治法是温经解表，以麻黄细辛附子汤为代表方；少阴咽痛证又根据虚实寒热的不同，分别治以猪肤汤、甘草汤、桔梗汤、苦酒汤、半夏散及汤等方；少阴急下证则用大承气汤急下以存阴。

5、兼变类证：由于少阴发病涉及人体的根本，病变错综复杂，除了少阴病本证以外，又有变证和类似证。其中变证有移热膀胱证、伤津动血证等；类证有吴茱萸汤证、四逆散证。

纲要：

281条：少阴之为病，脉微细，但欲寐也。

（但欲寐：似睡非睡态。）

282条：少阴病，欲吐不吐，心烦，但欲寐。五六日自利而渴者，属少阴也，虚故引水自救。若小便色白者，少阴病形悉具。小便白者，以下焦虚有寒，不能制水，故令色白也。

283条：病人脉阴阳俱紧，反汗出者，亡阳也，此属少阴，法当咽痛而复吐利。

285条：少阴病，脉细沉数，病为在里，不可发汗。

286条：少阴病，脉微，不可发汗，亡阳故也；阳已虚，尺脉弱涩者，复不可下之。

287条：少阴病，脉紧，至七八日，自下利，脉暴微，手足反温，脉紧反去者，为欲解也，虽烦，下利，必自愈。

（阳回自愈）

290条：少阴中风，脉阳微阴浮者，为欲愈。

288条：少阴病，下利，若利自止，恶寒而蜷卧，手足温者，可治。

289条：少阴病，恶寒而蜷，时自烦，欲去衣被者，可治。

292条：少阴病，吐利，手足不逆冷，反发热者，不死。脉不至者，灸少阴七壮。

295条：少阴病，恶寒身蜷而利，手足逆冷者，不治。（少阴重证）

296条：少阴病，吐、利、躁、烦，四逆者，死。

297条：少阴病，下利止而头眩，时时自冒者，死。

298条：少阴病，四逆，恶寒而身蜷，脉不至，不烦而躁者，死。

299条：少阴病，六七日，息高者，死。

300条：少阴病，脉微细沉，但欲卧，汗出不烦，自欲吐。至五六日，自利，复烦躁不得卧寐者，死。

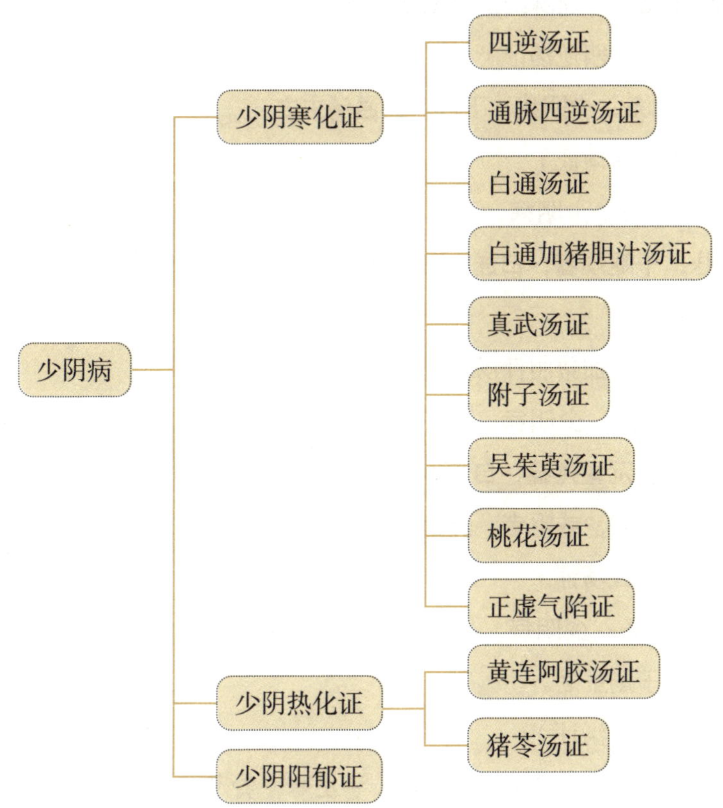

※ 少阴寒化证：

323条：少阴病，脉沉者，急温之，宜四逆汤。

（四逆汤证）

324条：少阴病，饮食入口则吐，心中温温欲吐，复不能吐，始得之，手足寒，脉弦迟者，此胸中实，不可下也，当吐之。若膈上有寒饮，干呕者，不可吐也，当温之，宜四逆汤。

（温温：温，同“愠”，自觉胸中蕴结不舒。）

317条：少阴病，下利清谷，里寒外热，手足厥逆，脉微欲绝，身反不恶寒，其人面色赤，或腹痛，或干呕，或咽痛，或利止脉不出者，通脉四逆汤主之。

（通脉四逆汤证）

314条：少阴病，下利，白通汤主之。

（白通汤证）

315条：少阴病，下利，脉微者，与白通汤。利不止，厥逆无脉，干呕烦者，白通加猪胆汁汤主之。服汤，脉暴出者死，微续者生。

（白通加猪胆汁汤证）

316条：少阴病，二三日不已，至四五日，腹痛，小便不利，四肢沉重疼痛，自下利者，此为有水气。其人或咳，或小便利，或下利，或呕者，真武汤主之。

（真武汤证）

304条：少阴病，得之一二日，口中和，其背恶寒者，当灸之，附子汤主之。

（附子汤证）

305条：少阴病，身体痛，手足寒，骨节痛，脉沉者，附子汤主之。

309条：少阴病，吐利，手足逆冷，烦躁欲死者，吴茱萸汤主之。

（吴茱萸汤证）

306条：少阴病，下利，便脓血者，桃花汤主之。

（桃花汤证）

307条：少阴病，二三日至四五日，腹痛，小便不利，下利不止，便脓血者，桃花汤主之。

325条：少阴病，下利，脉微涩，呕而汗出，必数更衣，反少者，当温其上，灸之。

※　少阴热化证

303条：少阴病，得之二三日以上，心中烦，不得卧，黄连阿胶汤主之。

（黄连阿胶汤证）

319条：少阴病，下利六七日，咳而呕渴，心烦不得眠者，猪苓汤主之。

（猪苓汤证）

※　少阴阳郁证

318条：少阴病，四逆，其人或咳，或悸，或小便不利，或腹中痛，或泄利下重者，四逆散主之。

（四逆散证）

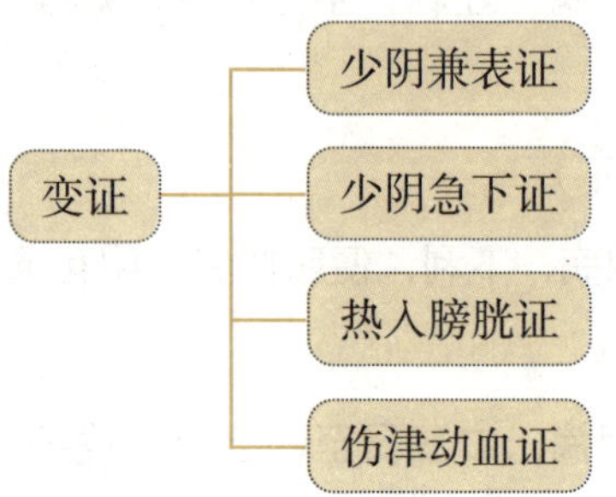

301条：少阴病，始得之，反发热，脉沉者，麻黄细辛附子汤主之。

（少阴兼表证）

（麻黄附子细辛汤证）

302条：少阴病，得之二三日，麻黄附子甘草汤微发汗。以二三日无里证，故微发汗也。

（麻黄附子甘草汤证）

320条：少阴病，得之二三日，口燥咽干者，急下之，宜大承气汤。

（少阴急下三证）

321条：少阴病，自利清水，色纯青，心下必痛，口干燥者，急下之，宜大承气汤。

322条：少阴病，六七日，腹胀不大便者，急下之，宜大承气汤。

293条：少阴病，八九日，一身手足尽热者，以热在膀胱，必便血也。

（热入膀胱证）

284条：少阴病，咳而下利，谵语者，被火气劫故也，小便必难，以强责少阴汗也。

（伤津动血证）

294条：少阴病，但厥无汗，而强发之，必动其血，未知从何道出，或从口鼻，或从目出者，是名下厥上竭，为难治。

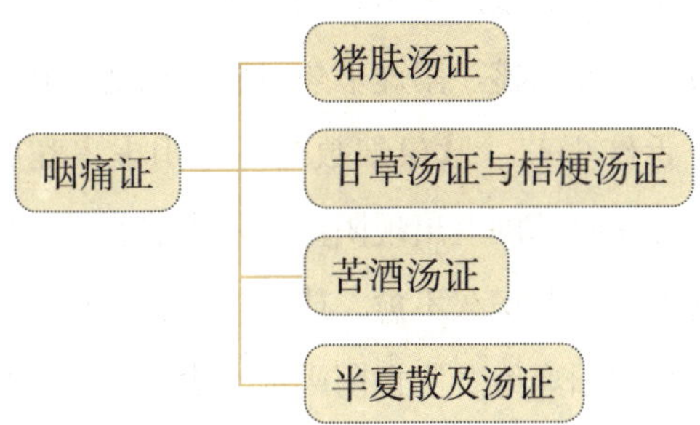

310条：少阴病，下利，咽痛，胸满，心烦，猪肤汤主之。

（猪肤汤证）

311条：少阴病二三日，咽痛者，可与甘草汤；不差者，与桔梗汤。

（甘草汤与桔梗汤证）

312条：少阴病，咽中伤，生疮，不能语言，声不出者，苦酒汤主之。

（苦酒汤证）

313条：少阴病，咽中痛，半夏散及汤主之。

（半夏散及汤证）

小结：

1、由于致病因素、感邪轻重及体质的不同，少阴病有阳虚化寒与阴虚化热的病理变化，故少阴病主要分为寒化证与热化证两大类。寒化证以恶寒、蜷卧、小便清长、手足厥冷、下利清谷、脉微等一派虚寒脉症为其特点，还可在阳虚阴盛的基础上出现阴盛格阳、阴盛戴阳、阳虚水泛、阳虚寒湿内盛、阳虚下焦滑脱等病变。热化证以心烦不寐、舌红少苔、脉象细数等一派阴虚火旺脉症为其特点。还可在此基础上出现阴虚下焦水热互结、阴虚热伤血络下利等证。若病久不愈，或邪气太盛，也可导致阴阳两虚，甚则阴阳离绝、阳亡阴竭证。少阴热化体质感受温热病邪，邪热内盛，又会发生土燥水竭的少阴三急下证。由于足少阴肾的经脉从肺出，络心，注胸中，循喉咙，系舌本，所以当阴寒或热邪循经结于咽部时，又有少阴咽痛证，以咽喉肿痛为主症。

2、少阴病涉及人体根本，病多危重，复杂多变，除少阴本证外，又有诸多兼变证。少阴里虚，复感外邪，病初多兼有表证，称少阴兼表证。变证有热移膀胱证、伤津动血证。在病变过程中，虽见有类似于少阴症状，但病机则异，又称少阴病类似证，四逆散证、吴茱萸汤证。

3、少阴病的治疗如寒化证治宜回阳救逆，以四逆汤类方药为主；少阴热化证治宜育阴清热，以黄连阿胶汤为主；少阴三急下证用大承气汤急下存阴。少阴咽痛证根据虚实寒热的不同，分别治以猪肤汤、甘草汤、桔梗汤、苦酒汤、半夏散及汤等方；少阴兼表治宜温经解表，代表方为麻黄细辛附子汤；少阴变证、类似证则应依据病证辨证求治。

4、少阴病的转归与体质强弱、感邪程度、治疗当否有密切关系。少阴病多属危重病证，治疗及时病可转危为安。但由于本病涉及人体根本，与他经病相比，预后多不良，尤其是少阴寒化证，阳气的存亡，常常是决定预后的关键，故阳回则生、阳亡则死。

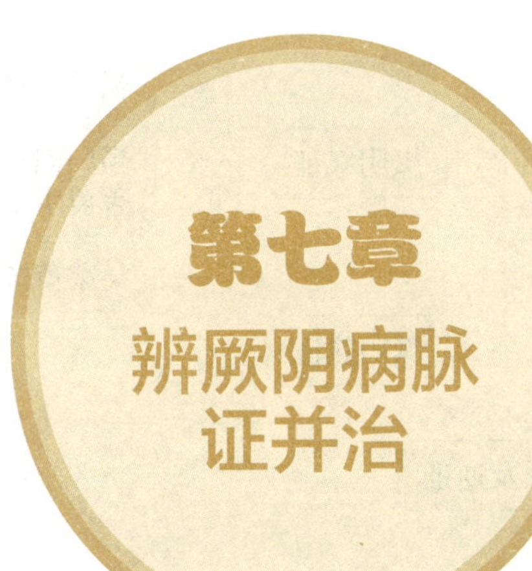

第七章

辨厥阴病脉证并治

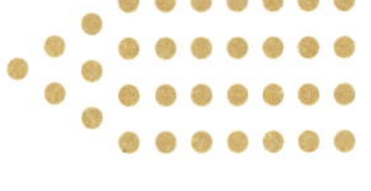

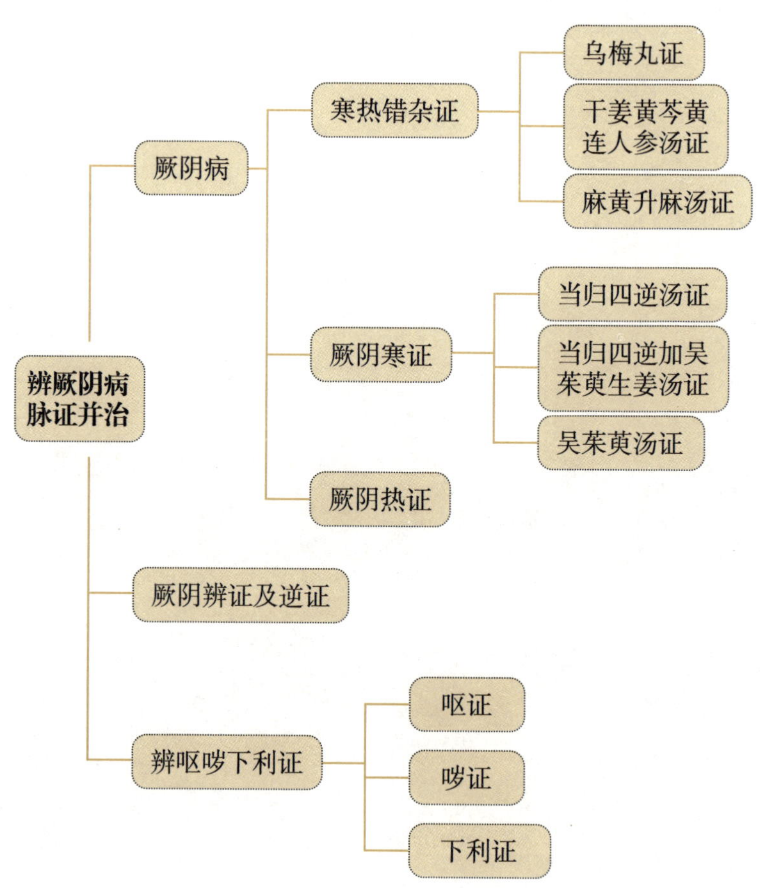
辨厥阴病脉证并治
厥阴病
寒热错杂证
乌梅丸证
干姜黄芩黄连人参汤证
麻黄升麻汤证
厥阴寒证
当归四逆汤证
当归四逆加吴茱萸生姜汤证
吴茱萸汤证
厥阴热证
厥阴辨证及逆证
辨呕哕下利证
呕证
哕证
下利证

概述：

1、厥阴即足厥阴、手厥阴二经与肝、心包二脏，并兼及其所络属的脏腑。

2、足厥阴肝主藏血，寄相火，主疏泄，性喜条达而恶抑郁，与胆为表里，对脾胃的受纳、消化和气机升降起重要作用。手厥阴心包为心之外卫，代心用事。心包之火以三焦为通路而达于下焦，使肾水温暖以养肝木。在生理情况下，肝胆疏泄条达，一身气机和畅，肝火不亢，肾水不寒，胆木生发之机充盛，以维持人体各部分组织器官正常的功能活动。若病入厥阴，则肝失条达，气机不利，阴阳失调。

3、厥阴为六经中最后一经，具有阴尽阳生，极而复返的特性。故厥阴为病，在阴寒盛极之时，每有阳气来复之机，其病往往是阴中有阳，如《诸病源候论》所说“阴阳各趋其极，阳并于上则上热，阴并于下则下冷”，故厥阴病特征，以上热下寒、寒热错杂为主。

4、厥阴病形成一般有三种途径：一是三阳误治或失治，邪气内陷。其中以少阳之邪最易陷入厥阴，以少阳与厥阴相表里故也，此属表里经传。二是太阴、少阴病不愈，至使邪气进一步内传厥阴，此属循经相传。三是本经发病，多因先天禀赋不足，脏气虚弱，以致邪气直犯厥阴，此即外邪直中。

5、厥阴病篇没有阐述变证，这是六经病篇唯一的例外。

纲要：

326条：厥阴之为病，消渴，气上撞心，心中疼热，饥而不欲食，食则吐蚘。下之，利不止。

厥阴病：

338条：伤寒，脉微而厥，至七八日肤冷，其人躁无暂安时者，此为藏厥，非蚘厥也。蚘厥者，其人当吐蚘。今病者静而复时烦者，此为藏寒。蚘上入其膈，故烦，须臾复止，得食而呕，又烦者，蚘闻食臭出，其人常自吐蚘。蚘厥者，乌梅丸主之，又主久利。

（乌梅丸证）

359条：伤寒，本自寒下，医复吐下之，寒格，更逆吐下，若食入口即吐，干姜黄芩黄连人参汤主之。

（干姜黄芩黄连人参汤证）

357条：伤寒六七日，大下后，寸脉沉而迟，手足厥逆，下部脉不至，喉咽不利，唾脓血，泄利不止者，为难治，麻黄升麻汤主之。

（麻黄升麻汤证）

351条：手足厥寒，脉细欲绝者，当归四逆汤主之。

（当归四逆汤证）

352条：若其人内有久寒者，宜当归四逆加吴茱萸生姜汤。

（当归四逆加吴茱萸生姜汤证）

378条：干呕，吐涎沫，头痛者，吴茱萸汤主之。

（吴茱萸汤证）

371条：热利，下重者，白头翁汤主之。

（白头翁汤证）

373条：下利，欲饮水者，以有热故也，白头翁汤主之。

厥阴辨证及逆证

331条：伤寒，先厥后发热而利者，必自止，见厥复利。

334条：伤寒，先厥后发热，下利必自止，而反汗出，咽中痛者，其喉为痹。发热无汗，而利必自止，若不止，必便脓血，便脓血者，其喉不痹。

336条：伤寒病，厥五日，热亦五日。设六日，当复厥，不厥者自愈。厥终不过五日，以热五日，故知自愈。

341条：伤寒，发热四日，厥反三日，复热四日，厥少热多者，其病当愈。四日至七日，热不除者，必便脓血。

342条：伤寒，厥四日，热反三日，复厥五日，其病为进。寒多热少，阳气退，故为进也。

332条：伤寒，始发热六日，厥反九日而利。凡厥利者，当不能食，今反能食者，恐为除中。食以索饼，不发热者，知胃气尚在，必愈，恐暴热来出而复去也。后三日脉之，其热续在者，期之旦日夜半愈。所以然者，本发热六日，厥反九日，复发热三日，并前六日，亦为九日，与厥相应，故期之旦日夜半愈。后三日脉之而脉数，其热不罢者，此为热气有余，必发痈脓也。

333条：伤寒，脉迟六七日，而反与黄芩汤彻其热，脉迟为寒，今与黄芩汤，复除其热，腹中应冷，当不能食，今反能食，此名除中，必死。

337条：凡厥者，阴阳气不相顺接，便为厥。厥者，手足逆冷者是也。

（厥证病机）

335条：伤寒，一二日至四五日，厥者必发热，前热者后必厥，厥深者热亦深，厥微者热亦微。厥应下之，而反发汗者，必口伤烂赤。

（热厥）

339条：伤寒，热少微厥，指头寒，嘿嘿不欲食，烦躁。数日，小便利，色白者，此热除也；欲得食，其病为愈。若厥而呕，胸胁烦满者，其后必便血。

（热厥轻证）

350条：伤寒，脉滑而厥者，里有热，白虎汤主之。

（热厥重证）

353条：大汗出，热不去，内拘急，四肢疼，又下利厥逆而恶寒者，四逆汤主之。

（寒厥）

354条：大汗，若大下利而厥冷者，四逆汤主之。

340条：病者手足厥冷，言我不结胸，小腹满，按之痛者，此冷结在膀胱关元也。

355条：病人手足厥冷，脉乍紧者，邪结在胸中，心下满而烦，饥不能食者，病在胸中，当须吐之，宜瓜蒂散。

（痰厥）

356条：伤寒，厥而心下悸，宜先治水，当服茯苓甘草汤，却治其厥。不尔，水渍入胃，必作利也。

（水厥）

330条：诸四逆厥者，不可下之，虚家亦然。

347条：伤寒五六日，不结胸，腹濡，脉虚，复厥者，不可下，此亡血，下之死。

349条：伤寒，脉促，手足厥逆，可灸之。

辨呕哕下利证

377条：呕而脉弱，小便复利，身有微热，见厥者难治，四逆汤主之。

379条：呕而发热者，小柴胡汤主之。

376条：呕家，有痈脓者，不可治呕，脓尽自愈。

380条：伤寒，大吐大下之，极虚，复极汗者，其人外气怫郁，复与之水，以发其汗，因得哕。所以然者，胃中寒冷故也。

381条：伤寒，哕而腹满，视其前后，知何部不利，利之则愈。

358条：伤寒四五日，腹中痛，若转气下趣少腹者，此欲自利也。（趣：同"趋"。）

365条：下利，脉沉弦者，下重也；脉大者，为未止；脉微弱数者，为欲自止，虽发热，不死。

374条：下利，谵语者，有燥屎也，宜小承气汤。

375条：下利后，更烦，按之心下濡者，为虚烦也，宜栀子豉汤。

370条：下利清谷，里寒外热，汗出而厥者，通脉四逆汤主之。

364条：下利清谷，不可攻表，汗出必胀满。

372条：下利腹胀满，身体疼痛者，先温其里，乃攻其表。温里，宜四逆汤；攻表，宜桂枝汤。

360条：下利，有微热而渴，脉弱者，今自愈。

361条：下利，脉数，有微热汗出，今自愈，设复紧，为未解。

363条：下利，寸脉反浮数，尺中自涩者，必清脓血。

366条：下利，脉沉而迟，其人面少赤，身有微热，下利清谷者，必郁冒汗出而解，病人必微厥。所以然者，其面戴阳，下虚故也。

367条：下利，脉数而渴者，今自愈。设不差，必清脓血，以有热故也。

368条：下利后，脉绝，手足厥冷，晬时脉还，手足温者生，脉不还者死。

369条：伤寒下利，日十余行，脉反实者，死。

327条：厥阴中风，脉微浮为欲愈，不浮为未愈。

329条：厥阴病，渴欲饮水者，少少与之愈。

343条：伤寒六七日，脉微，手足厥冷，烦躁，灸厥阴，厥不还者，死。

344条：伤寒发热，下利厥逆，躁不得卧者，死。

345条：伤寒发热，下利至甚，厥不止者，死。

346条：伤寒六七日，不利，便发热而利，其人汗出不止者，死，有阴无阳故也。

348条：发热而厥，七日下利者，为难治。

362条：下利，手足厥冷，无脉者，灸之。不温，若脉不还，反微喘者，死。少阴负趺阳者，为顺也。

小结：

1、厥阴为病，因肝失条达，木火上炎，脾虚不运，易形成上热下寒的病理变化，本篇提纲证所论的消渴，气上撞心，心中疼热，饥而不欲食等上热下寒证，反映了厥阴病寒热错杂的证候特点，故作为厥阴病的代表证。

2、然厥阴受邪，阴阳失调，若邪气从阴化寒，则为厥阴寒证；从阳化热，则为厥阴热证。病至厥阴，正邪相争，阴阳消长，而有阴阳胜复的特点。因阴胜则厥，阳复则热，阴阳互有争胜，故表现为手足厥逆与发热交替出现，则为厥热胜复证。此证可根据厥逆与发热时间的长短，程度的轻重，来判断阴阳消长，病势的进退及预后。若由于“阴阳气不相顺接”，表现为四肢厥冷者，则称为厥逆证。邪犯厥阴，肝失疏泄，影响脾胃，升降失调，还可见呕吐、哕、下利等证。其中还有其他病因所致的厥逆、呕吐、哕、下利等，并非皆属厥阴，应对比鉴别。

3、厥阴病的治疗，因证而异。可采用“寒者温之，热者清之”或寒温并用等方法。上热下寒证治宜清上温下，乌梅丸为代表方。厥阴寒证，或温经养血，或温胃降逆，当归四逆汤、吴茱萸汤为代表方。厥阴热证，可用凉肝解毒之法，白头翁汤为代表方。至于厥、呕、哕、利诸证的治疗，当遵循“观其脉证，知犯何逆，随证治之”的原则以辨证论治。

4、厥阴病的预后及转归，主要有：厥阴正复邪祛，可有向愈之机；厥阴阳复太过，可发生痈脓、便血或喉痹等热证；若阳亡阴竭，则预后不良。

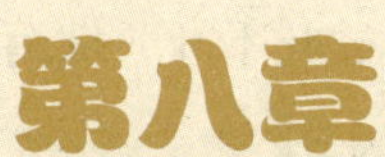

第八章

辨霍乱病脉证并治

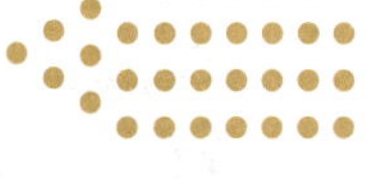

概述：

霍乱是以突发呕吐下利为主要临床表现的病证。霍，有急骤、猝然之意；乱，即撩乱、变乱之意。因其发病突然，顷刻之间吐泻交作，挥霍缭乱，故名为霍乱。

霍乱多由饮食不洁，冷热不调，或感受暑湿、寒湿、疫疠之邪，伤及脾胃，导致中焦升降失职、清浊相干、气机逆乱而成。

正如《灵枢·五乱篇》所说："清气在阴，浊气在阳，营气顺脉，卫气逆行……清浊相干，乱于肠胃，则为霍乱。"

本篇所讨论的霍乱病实际上包括了多种急性胃肠病变。后世根据临床表现不同，将霍乱分为湿霍乱和干霍乱两类。即上吐下泻，挥霍无度者为湿霍乱；欲吐不吐，欲泻不泻，腹中绞痛，烦闷不安，短气汗出者为干霍乱。

本篇所论当属湿霍乱。因为湿霍乱又有因寒因暑之异，故有寒霍乱与热霍乱之分。寒霍乱者因于寒湿；热霍乱者因于邪热。

本篇论述的仅仅是寒湿霍乱，而未涉及热霍乱。现代医学所说的由霍乱弧菌引起的霍乱，与本病证的概念不同，临证需作鉴别。

原文：

382条：问曰：病有霍乱者何？答曰：呕吐而利，此名霍乱。

（霍乱：以吐利交替发作为主证，病势急而变化快，挥霍之间便致缭乱。）

383条：问曰：病发热头痛，身疼恶寒，吐利者，此属何病？答曰：此名霍乱。霍乱自吐下，又利止，复更发热也。

384条：伤寒，其脉微涩者，本是霍乱，今是伤寒，却四五日，至阴经上，转入阴必利，本呕下利者，不可治也。欲似大便，而反失气，仍不利者，此属阳明也，便必硬，十三日愈，所以然者，经尽故也。下利后当便硬，硬则能食者愈，今反不能食，到后经中，颇能食，复过一经能食，过之一日当愈，不愈者，不属阳明也。

385条：恶寒脉微而复利，利止亡血也，四逆加人参汤主之。

（亡血：此处作亡津液解。）

甘草（炙）二两　附子（生，去皮，破八片）一枚　干姜一两半　人参一两

上四味，以水三升，煮取一升二合，去滓，分温再服。

【辨治要点】

主症：吐利，恶寒脉微而复利，利止亡血。

成因：吐利过度，亡阳脱液。

治法：回阳救逆，补气生津。

方药：四逆加人参汤（甘草、附子、干姜、人参）。

386条：霍乱，头痛，发热，身疼痛，热多欲饮水者，五苓散主之；寒多不用水者，理中丸主之。

五苓散方

猪苓（去皮）　白术　茯苓各十八铢　桂枝半两（去皮）　泽泻一两六铢

上五味，为散，更治之，白饮和，服方寸匕，日三服。多饮暖水，汗出愈。

理中丸方下有作汤加减法。

人参 干姜 炙甘草 白术各三两。

上四味，捣筛，蜜和为丸，如鸡子黄许大。以沸汤数合，和一丸，研碎，温服之，日三四，夜二服。腹中未热，益至三四丸，然不及汤。汤法，以四物依两数切，用水八升，煮取三升，去滓，温服一升，日三服。若脐上筑[①]者，肾气动也，去术，加桂四两；吐多者，去术，加生姜三两；下多者，还用术；悸者，加茯苓二两；渴欲得水者，加术，足前成四两半；腹中痛者，加人参，足前成四两半；寒者，加干姜，足前成四两半；腹满者，去术，加附子一枚。服汤后，如食顷[②]，饮热粥一升许，微自温，勿发揭衣被。

（①脐上筑：筑，捣也。形容脐上跳动不安，如捣物之状。②食顷：约吃一顿饭的时间。）

【辨治要点】

1. 病偏于表

主症：吐利兼作，伴脉浮发热，头痛身疼，小便不利，渴欲饮水。

成因：表邪不解，里气不和，清浊相干，升降失序。

治法：外疏内利，表里两解。

方药：五苓散（猪苓、茯苓、泽泻、桂枝、白术）。

2. 病偏于里

主症：吐利频繁，发热头身疼痛不甚，不欲饮水，伴见腹中冷痛，喜温喜按，舌淡苔白，脉缓弱。

成因：中焦阳虚，寒湿内阻，清气不升，浊气上逆。

治法：温中散寒，健脾胜湿。

方药：理中丸（人参、白术、干姜、甘草）。

387条：吐利止而身痛不休者，当消息①和解其外，宜桂枝汤小和②之。

（①消息：斟酌之意。②小和：即微和，谓不需猛烈之剂。）

桂枝三两（去皮）　芍药三两　生姜三两　甘草（炙）二两　大枣十二枚（擘）

上五味，以水七升，煮取三升，去滓，温服一升。

【辨治要点】

主症：吐利止而身痛不休。

成因：里证基本消失，微邪在表未去，营卫之气不和。

治法：外散微邪，内和脾胃。

方药：桂枝汤（桂枝、芍药、生姜、甘草、大枣）。

388条：吐利汗出，发热恶寒，四肢拘急[①]，手足厥冷者，四逆汤主之。

（①四肢拘急：四肢拘挛紧急，即所谓抽筋。）

炙甘草二两　干姜一两半　附子一枚（生，去皮，破八片）

上三味，以水三升，煮取一升二合，去滓，分温再服。强人可大附子一枚、干姜三两。

【辨治要点】

主症：吐利汗出，发热恶寒，四肢拘急，手足厥冷。

成因：吐利亡阳，火不温土。

治法：回阳救逆。

方药：四逆汤（甘草、干姜、生附子）。

389条：既吐且利，小便复利而大汗出，下利清谷，内寒外热，脉微欲绝者，四逆汤主之。

【辨治要点】

主症：或既吐且利，小便复利，而大汗出，下利清谷，内寒外热，脉微欲绝。

390条：吐已下断[①]，汗出而厥，四肢拘急不解，脉微欲绝者，通脉四逆加猪胆汤主之。

（①吐已下断：吐利停止。）

甘草二两（炙） 干姜三两（强人可四两） 附子大者一枚（生，去皮，破八片） 猪胆汁半合

上四味，以水三升，煮取一升二合，去滓，内猪胆汁，分温再服，其脉即来。无猪胆，羊胆代之。

【辨治要点】

主症：频繁吐利后，既无物可吐，又无物可下，并见汗出而厥，四肢拘急，脉微欲绝。

成因：吐利过重，阳亡阴竭。

治法：回阳救逆，益阴和阳。

方药：通脉四逆加猪胆汁汤（通脉四逆汤加猪胆汁）。

391条：吐利发汗，脉平[①]，小烦者，以新虚不胜谷气[②]故也。

（①脉平：脉来平和。②谷气：此处指饮食。）

小结：

霍乱初起可见及貌似伤寒的证候表现，但其病变重心及疾病演变趋势却与伤寒迥然不同。

就其证候表现而言，霍乱往往起病突然，初起即以上

吐下泻不止为特征，非若伤寒初起病位在表，待外邪迫入大肠、影响胃气和降后才出现吐利可比。

就两者病位而言，霍乱病初即以邪踞中焦、影响脾升胃降之机为主，其恶寒发热头身痛是在里之邪波及肌表所致；伤寒病初邪踞于表，病理过程中出现吐利系表邪影响及胃肠，致胃失和降、肠失传导所致，在“恶寒发热头身痛”表现与“上吐下泻”关系上，和霍乱有着先后标本之异。

此外，霍乱有吐利交替发作、病势急而变化快的特征。病人往往在短时间内就出现伤阴损阳之变。伤寒则变化较慢，有循六经演化的特征。

第九章

辨阴阳易差后劳复病脉证并治

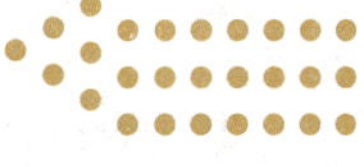

概述：

阴阳易是因房事导致男女之间互相染邪而发生的病证。差后劳复是疾病痊愈期因劳累、饮食、起居等因素导致疾病复发的病证。

伤寒热病初愈，正气尚虚，气血未复，余邪未尽。当此之际，惟宜慎起居，调饮食，静养调理，预防疾病复发。

古人认为，若病后因房事导致男女之间互相染邪而发生的病证，称为阴阳易。

若不因房事而由于饮食起居失常，作劳伤正，疾病复发者，称为差后劳复。其中因劳而发者称为劳复；因饮食调理不当而发者称为食复。

原文：

392条：伤寒阴阳易①之为病，其人身体重，少气，少腹里急，或引阴中拘挛②，热上冲胸，头重不欲举，眼中生花，花一作眵。膝胫拘急者，烧裈散主之。

（①阴阳易：因病后过早房事而致疾病复发的病证。由于病后精气虚损，症状与原病已大有不同，故称“易”，“易”作变异解。亦有认为“易”作交易解，谓病后交媾，男病传女，女病传男。②阴中拘挛：牵引阴部拘急痉挛。）

妇人中裈，近隐处，取烧作灰。

上一味，水服方寸匕，日三服，小便即利，阴头微肿，此为愈矣。妇人病，取男子裈，烧服。

【辨治要点】

主症：身体重，少气，少腹里急，或引阴中拘挛，热上冲胸，头重不欲举，眼中生花，膝胫拘急。

成因：精气内耗、热毒留扰。

治法：调补阴阳，祛除热毒。

方药：烧裈散。宜酌情选用后世有效方药。

393条：大病[①]差后[②]，劳复[③]者，枳实栀子豉汤主之。

枳实三枚（炙）　栀子十四个（擘）　豉一升，绵裹

上三味，以清浆水[④]七升，空煮取四升，内枳实、栀子，煮取二升，下豉，更煮五六沸，去滓，分温再服，覆令微似汗。若有宿食者，内大黄如博棋子大[⑤]五六枚，服之愈。

（①大病：严重的疾病。中医认为中风、伤寒、热劳、温疟等均属大病之类。②差后：是热病过程中余邪未尽，正气损伤，机体功能尚未完全恢复正常时出现的一组病理变化的总称。应当指出，它不是一个独立的病证，而是包括了一组表现各异的临床证候。③劳复：病后正气尚虚、邪犹未尽时，因劳力过度而诱发的病证。④清浆水：一说即淘米泔水，久贮味酸者佳，如徐灵胎持此观点；亦有认为是将粟米烧成饭后投入水中，浸五六天后，生白花，色类浆，则清浆水即成，如《本草蒙荃》。⑤博棋子大：一说如方寸匕大小，如《千金方》；一说长1寸、方1寸大小，如《服食门》。）

【辨治要点】

主症：心中懊憹，胸膈痞满，食少纳呆，舌苔薄黄略腻，脉滑数。

成因：余热复聚，热郁胸膈，气机痞塞。

治法：清热除烦，宽中行气。

方药：枳实栀子豉汤（枳实、栀子、豆豉）。

394条：伤寒差以后，更发热，小柴胡汤主之。脉浮者，以汗解之，脉沉实者，以下解之。

柴胡半斤 黄芩三两 人参三两 半夏半升（洗） 甘草二两（炙） 生姜二两 大枣十二枚（擘）

上七味，以水一斗二升，煮取六升，去滓，再煎取三升，温服一升，日三服。

【辨治要点】

主症：伤寒差以后，更发热。

成因：邪稽少阳，胆火内郁，枢机不利。

治法：和解少阳，调达枢机。

方药：小柴胡汤（柴胡、人参、黄芩、甘草、生姜、半夏、大枣）。

395条：大病差后，从腰以下有水气者，牡蛎泽泻散主之。

牡蛎（熬） 泽泻 蜀漆（暖水洗，去腥） 葶苈子（熬） 商陆根（熬） 海藻（洗，去咸） 栝楼根各等份

上七味，异捣，下筛为散，更于臼中治之，白饮和服方寸匕，日三服。小便利，止后服。

【辨治要点】

主症：腰以下水气壅积，膝胫足跗皆肿，或伴大腹肿满，小便不利，脉沉实。

成因：湿热壅滞，膀胱不泻，水蓄于下。

治法：逐水清热，软坚散结。

方药：牡蛎泽泻散（泽泻、商陆根、蜀漆、葶苈子、牡蛎、海藻、天花粉）。

396条：大病差后，喜唾[①]，久不了了[②]，胸上有寒，当以丸

药温之，宜理中丸。

（①喜唾：即频频泛吐唾沫。②久不了了：长时间不好转。）

人参　白术　甘草（炙）　干姜各三两

上四味，捣筛，蜜和为丸，如鸡子黄许大，以沸汤数合，和一丸，研碎，温服之，日三四、夜二服。腹中未热，益至三四丸，然不及汤。

【辨治要点】

主症：大病差后，喜唾，久不了了。

成因：脾肺阳气不足，寒饮内停。

治法：温补脾肺。

方药：理中丸（人参、白术、甘草、干姜）。

397条：伤寒解后，虚羸[①]少气，气逆欲吐，竹叶石膏汤主之。

（①虚羸：虚弱消瘦。）

竹叶二把　石膏一斤　半夏半升（洗）　麦门冬一升（去心）人参二两　甘草二两（炙）　粳米半升

上七味，以水一斗，煮取六升，去滓，内粳米，煮米熟，汤成去米，温服一升，日三服。

【辨治要点】

主症：伤寒热病解后，身体虚弱消瘦，短气不足以息，干呕欲吐，或伴口渴、心烦、少寐、舌红少苔，脉虚数等。

成因：病后余热未清，气阴两伤。

治法：清热和胃，益气生津。

方药：竹叶石膏汤（竹叶、石膏、麦冬、人参、半夏、粳米、甘草）。

398条：病人脉已解[①]，而日暮微烦，以病新差，人强与谷，脾胃气尚弱，不能消谷，故令微烦，损谷[②]则愈。

（①脉已解：病脉已除，脉象正常。②损谷：减少饮食。）

小结：

阴阳易、差后劳复之病，皆发生在大邪已退阶段，同属于病后失于调理所致。故张仲景在六经证治各章之后，另列一篇，专题加以讨论。

本篇不仅分析了差后劳复病的有关证治，而且提出了大病之后慎房事、逸体劳、适饮食，防止复发，以保痊愈的护理原则，为后世病后调理的理论与实践奠定了基础。

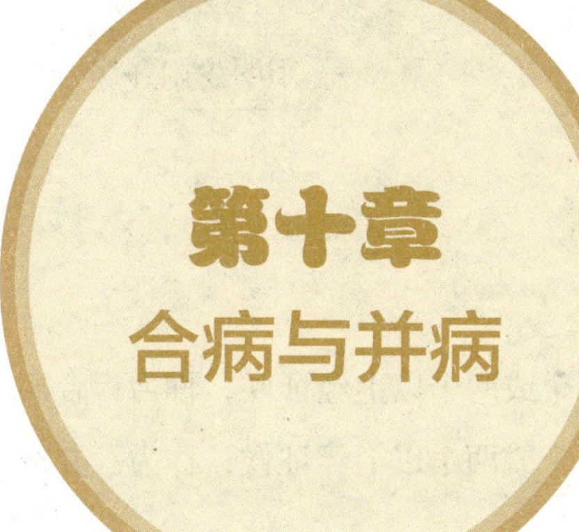

第十章
合病与并病

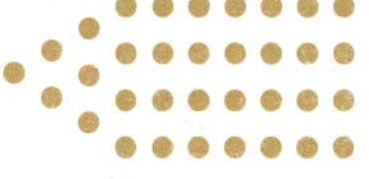

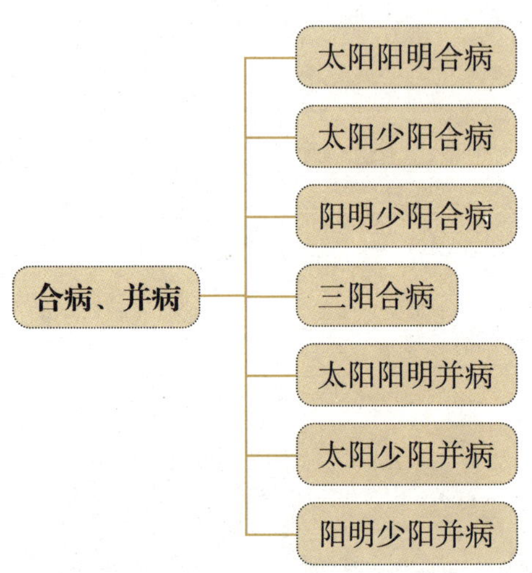

概述：

1、同时出现两个或两个以上经证候，称为：合病。

2、先后出现两个或两个以上经证候，称为：并病。

太阳阳明合病

32条：太阳与阳明合病者，必自下利，葛根汤主之。

33条：太阳与阳明合病，不下利，但呕者，葛根加半夏汤主之。

36条：太阳与阳明合病，喘而胸满者，不可下，宜麻黄汤。

太阳少阳合病

172条：太阳与少阳合病，自下利者，与黄芩汤；若呕者，黄芩加半夏生姜汤主之。

阳明少阳合病

256条：阳明少阳合病，必下利，其脉不负者，为顺也。负者，失也，互相克贼，名为负也。脉滑而数者，有宿食也，当下之，宜大承气汤。

三阳合病

268条：三阳合病，脉浮大，上关上，但欲眠睡，目合则汗。

219条：三阳合病，腹满身重，难于转侧，口不仁，面垢，谵语，遗尿。发汗则谵语，下之则额上生汗，手足逆冷。若自汗出者，白虎汤主之。

231条：阳明中风，脉弦浮大而短气，腹都满，胁下及心痛，久按之气不通，鼻干，不得汗，嗜卧，一身及目悉黄，小便难，有潮热，时时哕，耳前后肿。刺之小差，外不解。病过十日，脉续浮者，与小柴胡汤。

232条：脉但浮，无余证者，与麻黄汤；若不尿，腹满加哕者，不治。

太阳阳明并病

48条：二阳并病，太阳初得病时，发其汗，汗先出不彻，因转属阳明，续自微汗出，不恶寒。若太阳病证不罢者，不可下，下之为逆，如此可小发汗。设面色缘缘正赤者，阳气怫郁在表，当解之熏之。若发汗不彻，不足言，阳气怫郁不得越，当汗不汗，其人躁烦，不知痛处，乍在腹中，乍在四肢，按之不可得，其人短气但坐，以汗出不彻故也，更发汗则愈。何以知汗出不彻?以脉涩故知也。

220条：二阳并病，太阳证罢，但发潮热，手足漐漐汗出，大便难而谵语者，下之则愈，宜大承气汤。

234条：阳明病，脉迟，汗出多，微恶寒者，表未解也，可发汗，宜桂枝汤。

235条：阳明病，脉浮，无汗而喘者，发汗则愈，宜麻黄汤。

240条：病人烦热，汗出则解，又如疟状，日晡所发热者，属阳明也。脉实者，宜下之；脉浮虚者，宜发汗。下之，与大承气汤；发汗，宜桂枝汤。

244条：太阳病，寸缓关浮尺弱，其人发热汗出，复恶寒，不呕，但心下痞者，此以医下之也。如其不下者，病人不恶寒而渴者，此转属阳明也。小便数者，大便必硬，不更衣十日，无所苦也。渴欲饮水，少少与之，但以法救之；渴者，宜五苓散。

太阳少阳并病

142条：太阳与少阳并病，头项强痛，或眩冒，时如结胸，心下痞硬者，当刺大椎第一间、肺俞、肝俞，慎不可发汗；发汗则谵语，脉弦，五日谵语不止，当刺期门。

171条：太阳少阳并病，心下硬，颈项强而眩者，当刺大椎、肺俞、肝俞，慎勿下之。

150条：太阳少阳并病，而反下之，成结胸，心下硬，下利不止，水浆不下，其人心烦。

阳明少阳并病

229条：阳明病，发潮热，大便溏，小便自可，胸胁满不去者，与小柴胡汤。

230条：阳明病，胁下硬满，不大便而呕，舌上白胎者，可与小柴胡汤。上焦得通，津液得下，胃气因和，身濈然汗出而解。

第十一章 六经欲解时

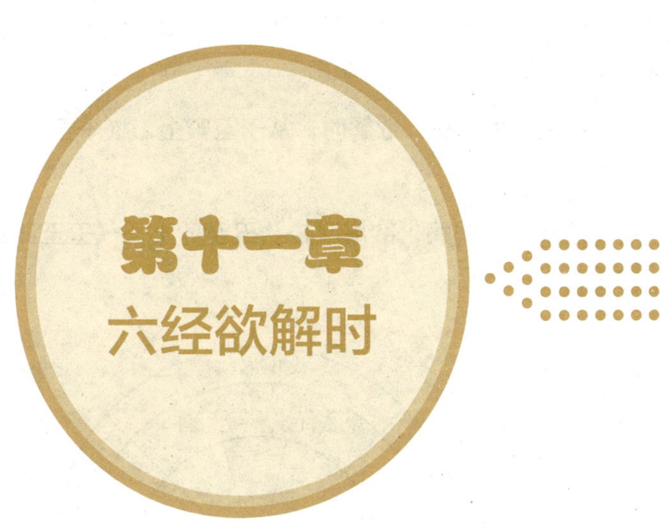

概述：

9条：太阳病，欲解时，从巳至未上。（巳至未：9时至15时之间）

193条：阳明病，欲解时，从申至戌上。（申至戌：15至21时之间）

272条：少阳病，欲解时，从寅至辰上。（寅至辰：3时至9时之间）

275条：太阴病，欲解时，从亥至丑上。（亥至丑：21时至3时之间）

291条：少阴病，欲解时，从子至寅上。（子至寅：23时至5时之间）

328条：厥阴病，欲解时，从丑至卯上。（丑至卯：1时至7时之间）

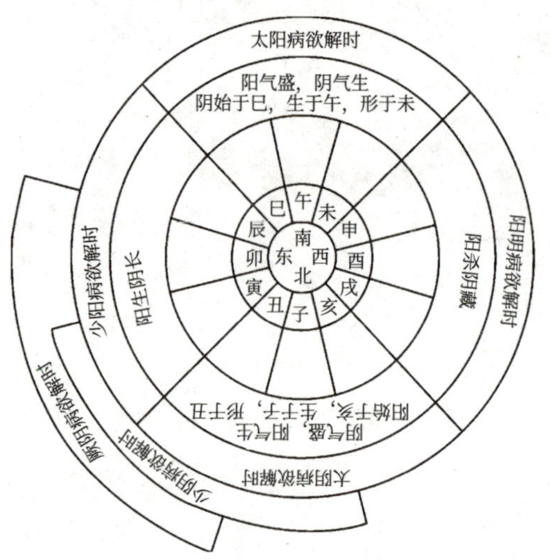

说明：

六经欲解时描述了人体在一天中不同时间段，疾病状态可能发生变化的规律。

1、太阳欲解时：从上午9时到下午3时。这个时间段内，太阳经的功能最为旺盛，适合调理治疗与太阳经相关疾病。

2、阳明欲解时：从下午3时到晚上9时。此时阳明经的作用最为明显，适宜调理阳明经相关疾病。

3、少阳欲解时：从上午3时到9时。少阳经在此时段活跃，适合治疗少阳经相关疾病。

4、太阴欲解时：从晚上9时到次日凌晨3时。太阴经在这段时间内发挥作用，适合处理太阴经相关疾病。

5、少阴欲解时：从晚上的11时到次日凌晨5时。少阴经在这一时段最为活跃，适合治疗少阴经相关疾病。

6、厥阴欲解时：从上午1时到7时。厥阴经在此时间段内最为旺盛，适合治疗厥阴经相关疾病。

这些时间规律，对临床医生来说具有重要指导意义，可帮助医生判断疾病性质和可能的转机，从而更精准选择治疗方案。

例如当患者在特定时间段内病情加重或出现症状变化时，医生就可以根据六经欲解时的理论来调整治法。另外了解这些规律也有助于患者自我观察与健康管理。

释疑：

六经欲解时从文字上理解，好像就是六经病转好或治愈时间。但实际上这样理解有时不太符合临床。

著名中医张大昌先生曾说过：伤寒中的欲解时，不能只理解为愈。它可能是自愈转好，也可能是加剧、加重。包含了两个意思。

从临床看，这样的解释比较符合实际。正邪交争，要么正胜邪病见愈，要么邪胜正病见重。

欲解时理论对临床还是比较有用的：比如病人是少阳病中午开的小柴胡汤下午开始服用，如果病人晚上10时烧还没退不要害怕。因为按照欲解时理论，要到第二天早晨的5～7时，效果才会出来。

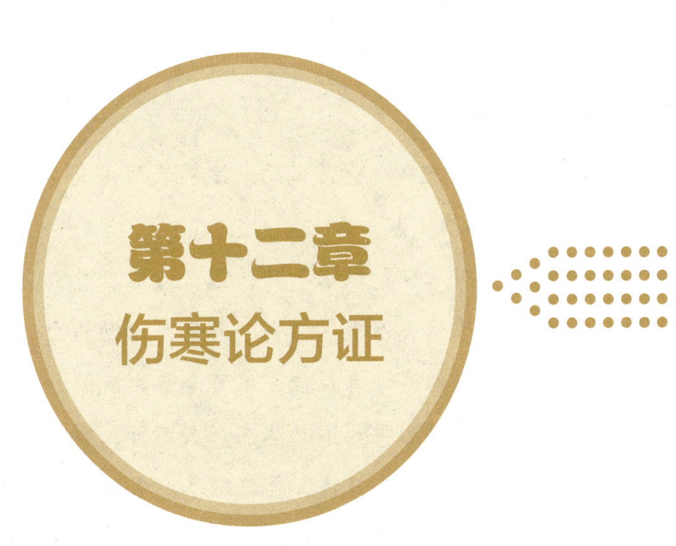

第十二章 伤寒论方证

概述：

《伤寒论》共113个方。

下面列出了这些方子，分别适应或对应于原著中的证候条文。

当然，在具体临证时，还需要根据病情灵活掌握，不可完全照搬。

方证：

※ 桂枝汤：

桂枝三两（去皮） 芍药三两 甘草二两（炙） 生姜三两（切） 大枣十二枚（擘）

上五味，㕮咀三味，以水七升，微火煮取三升，去滓，适寒温，服一升。服已须臾，啜热稀粥一升余，以助药力。温覆令一时许，遍身漐漐微似有汗者益佳，不可令如水流漓，病必不除。若一服汗出病差，停后服，不必尽剂。若不汗，更服依前法。又不汗，后服小促其间。半日许，令三服尽。若汗不出，乃服二三剂。禁生冷、黏滑、肉面、五辛、酒酪、臭恶等物。

12条：太阳中风，阳浮而阴弱。阳浮者，热自发；阴弱者，汗自出。啬啬恶寒，淅淅恶风，翕翕发热，鼻鸣干呕者，桂枝汤主之。

13条：太阳病，头痛，发热，汗出，恶风，桂枝汤主之。

15条：太阳病，下之后，其气上冲者，可与桂枝汤，方用前法。若不上冲者，不得与之。

24条：太阳病，初服桂枝汤，反烦不解者，先刺风池、风府，却与桂枝汤则愈。

42条：太阳病，外证未解，脉浮弱者，当以汗解，宜桂枝汤。

44条：太阳病，外证未解，不可下也，下之为逆。欲解外者，宜桂枝汤。

45条：太阳病，先发汗，不解，而复下之，脉浮者不愈。浮为在外，而反下之，故令不愈。今脉浮，故在外，当须解外则愈，宜桂枝汤。

53条：病常自汗出者，此为荣气和，荣气和者，外不谐，以卫气不共荣气谐和故尔。以荣行脉中，卫行脉外。复发其汗，荣卫和则愈，宜桂枝汤。

54条：病人藏无他病，时发热自汗出而不愈者，此卫气不和也，先其时发汗则愈，宜桂枝汤。

56条：伤寒，不大便六七日，头痛有热者，与承气汤。其小便清者，知不在里，仍在表也，当须发汗。若头痛者，必衄，宜桂枝汤。

57条：伤寒，发汗已解，半日许复烦，脉浮数者，可更发汗，宜桂枝汤。

91条：伤寒，医下之，续得下利，清谷不止，身疼痛者，急当救里；后身疼痛，清便自调者，急当救表。救里，宜四逆汤；救表，宜桂枝汤。

95条：太阳病，发热汗出者，此为荣弱卫强，故使汗出，欲救邪风者，宜桂枝汤。

164条：伤寒大下后，复发汗，心下痞，恶寒者，表未解也，不可攻痞，当先解表，表解乃可攻痞。解表宜桂枝汤；攻痞宜大黄黄连泻心汤。

234条：阳明病，脉迟，汗出多，微恶寒者，表未解也，可发汗，宜桂枝汤。

240条：病人烦热，汗出则解，又如疟状，日晡所发热者，属阳明也。脉实者，宜下之；脉浮虚者，宜发汗。下之，与大承气汤；发汗，宜桂枝汤。

276条：太阴病，脉浮者，可发汗，宜桂枝汤。

372条：下利，腹胀满，身体疼痛者，先温其里，乃攻其表。温里，宜四逆汤；攻表，宜桂枝汤。

387条：吐利止而身痛不休者，当消息和解其外，宜桂枝汤小和之。

※ 桂枝加附子汤

桂枝三两（去皮） 芍药三两 甘草三两（炙） 生姜三两（切） 大枣十二枚（擘） 附子一枚（炮，去皮，破八片）

上六味，以水七升，煮取三升，去滓，温服一升。

20条：太阳病，发汗，遂漏不止，其人恶风，小便难，四肢微急，难以屈伸者，桂枝加附子汤主之。

※ 桂枝加桂汤

桂枝五两（去皮） 甘草二两（炙） 生姜三两（切） 芍药三两 大枣十二枚（擘）

上五味，以水七升，煮取三升，去滓，温服一升。

117条：烧针令其汗，针处被寒，核起而赤者，必发奔豚。气从少腹上冲心者，灸其核上各一壮，与桂枝加桂汤，更加桂二两也。

※　桂枝去芍药汤

桂枝三两（去皮）　甘草二两（炙）　生姜三两（切）　大枣十二枚（擘）

上四味，以水七升，煮取三升，去滓，温服一升。

21条：太阳病，下之后，脉促，胸满者，桂枝去芍药汤主之。

※　桂枝去芍药加附子汤

桂枝三两（去皮）　甘草二两（炙）　生姜三两（切）　大枣十二枚（擘）　附子一枚（炮，去皮，破八片）

上五味，以水七升，煮取三升，去滓，温服一升。

22条：若微寒者，桂枝去芍药加附子汤主之。

※　桂枝加厚朴杏仁汤

桂枝三两（去皮）　甘草二两（炙）　生姜三两（切）　芍药三两　大枣十二枚（擘）　厚朴二两（炙，去皮）　杏仁五十枚（去皮尖）

上七味，以水七升，微火煮取三升，去滓，温服一升，覆取微似汗。

18条：喘家作，桂枝汤加厚朴、杏子佳。

43条：太阳病，下之微喘者，表未解故也，桂枝加厚朴杏子汤主之。

※　小建中汤

桂枝三两（去皮）　甘草二两（炙）　大枣十二枚（擘）　芍药六两　生姜三两（切）　胶饴一升

上六味，以水七升，煮取三升，去滓，内饴，更上微火消解，温服一升，日三服。

102条：伤寒二三日，心中悸而烦者，小建中汤主之。

※ 桂枝加芍药生姜人参新加汤

桂枝三两（去皮） 芍药四两 甘草二两（炙） 人参三两 大枣十二枚（擘） 生姜四两

上六味，以水一斗二升，煮取三升，去滓，温服一升。

62条：发汗后，身疼痛，脉沉迟者，桂枝加芍药生姜各一两人参三两 新加汤主之。

※ 桂枝甘草汤

桂枝四两（去皮） 甘草二两（炙）

上二味，以水三升，煮取一升，去滓，顿服。

64条：发汗过多，其人叉手自冒心，心下悸，欲得按者，桂枝甘草汤主之。

※ 茯苓桂枝甘草大枣汤

桂枝四两（去皮） 茯苓半斤 甘草二两（炙） 大枣十五枚（擘）

上四味，以甘澜水一斗，先煮茯苓，减二升，内诸药，煮取三升，去滓，温服一升，日三服。作甘澜水法：取水二斗，置大盆内，以杓扬之，水上有珠子五六千颗相逐，取用之。

65条：发汗后，其人脐下悸者，欲作奔豚，茯苓桂枝甘草大枣汤主之。

※　桂枝麻黄各半汤

桂枝一两十六铢（去皮）　芍药　生姜（切）　甘草（炙）　麻黄（去节）各一两　大枣四枚（擘）　杏仁二十四枚（汤浸，去皮尖及两仁者）

上七味，以水五升，先煮麻黄一二沸，去上沫，内诸药，煮取一升八合，去滓，温服六合。本云：桂枝汤三合，麻黄汤三合，并为六合，顿服。将息如上法。

23条：太阳病，得之八九日，如疟状，发热恶寒，热多寒少，其人不呕，清便欲自可，一日二三度发。脉微缓者，为欲愈也；脉微而恶寒者，此阴阳俱虚，不可更发汗、更下、更吐也。面色反有热色者，未欲解也，以其不能得小汗出，身必痒，宜桂枝麻黄各半汤。

※　桂枝二麻黄一汤

桂枝一两十七铢（去皮）　芍药一两六铢　麻黄十六铢（去节）　生姜一两六铢（切）　杏仁十六个（去皮尖）　甘草一两二铢（炙）　大枣五枚（擘）

上七味，以水五升，先煮麻黄一二沸，去上沫，内诸药，煮取二升，去滓，温服一升，日再服。本云：桂枝汤二分，麻黄汤一分，合为二升，分再服。今合为一方，将息如前法。

25条：服桂枝汤，大汗出，脉洪大者，与桂枝汤，如前法。若形似疟，一日再发者，汗出必解，宜桂枝二麻黄一汤。

※　桂枝二越婢一汤

桂枝（去皮）　芍药　麻黄（去节）　甘草（炙）　各十八铢　大枣四枚（擘）　生姜一两二铢（切）　石膏二十四铢（碎，

绵裹）

上七味，以水五升，煮麻黄一二沸，去上沫，内诸药，煮取二升，去滓，温服一升。本云：当裁为越婢汤、桂枝汤合之，饮一升。今合为一方，桂枝汤二分，越婢汤一分。

27条：太阳病，发热恶寒，热多寒少，脉微弱者，此无阳也，不可发汗。宜桂枝二越婢一汤。

※ 桂枝去桂加茯苓白术汤

芍药三两　甘草二两（炙）　生姜（切）　白术　茯苓各三两　大枣十二枚（擘）

上六味，以水八升，煮取三升，去滓，温服一升，小便利则愈。本云：桂枝汤，今去桂枝加茯苓、白术。

28条：服桂枝汤，或下之，仍头项强痛，翕翕发热，无汗，心下满微痛，小便不利者，桂枝去桂加茯苓白术汤主之。

※ 桂枝去芍药加蜀漆牡蛎龙骨救逆汤

桂枝三两（去皮）　甘草二两（炙）　生姜三两（切）　大枣十二枚（擘）　牡蛎五两（熬）　蜀漆三两（洗去腥）　龙骨四两

上七味，以水一斗二升，先煮蜀漆减二升，内诸药，煮取三升，去滓，温服一升。

112条：伤寒脉浮，医以火迫劫之，亡阳必惊狂，卧起不安者，桂枝去芍药加蜀漆牡蛎龙骨救逆汤主之。

※ 桂枝甘草龙骨牡蛎汤

桂枝一两（去皮）　甘草二两（炙）　牡蛎二两（熬）　龙骨二两

上四味，以水五升，煮取二升半，去滓，温服八合，日三服。

118条：火逆下之，因烧针烦躁者，桂枝甘草龙骨牡蛎汤主之。

※　桂枝加葛根汤

葛根四两　麻黄三两（去节）　芍药二两　生姜三两（切）　甘草二两（炙）　大枣十二枚（擘）　桂枝二两（去皮）

上七味，以水一斗，先煮麻黄、葛根，减二升，去上沫；内诸药，煮取三升，去滓，温服一升，覆取微似汗，不须啜粥。余如桂枝法将息及禁忌。

14条：太阳病，项背强几几，反汗出恶风者，桂枝加葛根汤主之。

※　桂枝加芍药汤

桂枝三两（去皮）　芍药六两　甘草二两（炙）　大枣十二枚（擘）　生姜三两（切）

上五味，以水七升，煮取三升，去滓，温分三服。本云：桂枝汤，今加芍药。

※　桂枝加大黄汤

桂枝三两（去皮）　大黄二两　芍药六两　生姜三两（切）　大枣十二枚（擘）　甘草二两（炙）

上六味，以水七升，煮取三升，去滓，温服一升，日三服。

279条：本太阳病，医反下之，因尔腹满时痛者，属太阴也，桂枝加芍药汤主之。大实痛者，桂枝加大黄汤主之。

※ 麻黄汤

麻黄三两（去节） 桂枝二两（去皮） 甘草一两（炙） 杏仁七十个（去皮尖）

上四味，以水九升，先煮麻黄，减二升；去上沫，内诸药，煮取二升半，去滓，温服八合，覆取微似汗，不须啜粥。余如桂枝法将息。

35条：太阳病，头痛发热，身疼腰痛，骨节疼痛，恶风无汗而喘者，麻黄汤主之。

36条：太阳与阳明合病，喘而胸满者，不可下，宜麻黄汤。

37条：太阳病，十日以去，脉浮细而嗜卧者，外已解也。设胸满胁痛者，与小柴胡汤。脉但浮者，与麻黄汤。

46条：太阳病，脉浮紧，无汗，发热，身疼痛，八九日不解，表证仍在，此当发其汗。服药已微除，其人发烦，目瞑，剧者必衄，衄乃解。所以然者，阳气重故也。麻黄汤主之。

51条：脉浮者，病在表，可发汗，宜麻黄汤。

52条：脉浮而数者，可发汗，宜麻黄汤。

55条：伤寒，脉浮紧，不发汗，因致衄者，麻黄汤主之。

235条：阳明病，脉浮，无汗而喘者，发汗则愈，宜麻黄汤。

※ 麻黄杏仁甘草石膏汤

麻黄四两（去节） 杏仁五十个（去皮尖） 甘草二两（炙） 石膏半斤（碎，绵裹）

上四味，以水七升，煮麻黄，减二升，去上沫，内诸药，煮取二升，去滓，温服一升。本云：黄耳杯。

63条：发汗后，不可更行桂枝汤。汗出而喘，无大热者，可与麻黄杏仁甘草石膏汤。

162条：下后，不可更行桂枝汤。若汗出而喘，无大热者，可与麻黄杏子甘草石膏汤。

※ 大青龙汤

麻黄六两（去节） 桂枝二两（去皮） 甘草二两（炙） 杏仁四十枚（去皮尖） 生姜三两（切） 大枣十枚（擘） 石膏如鸡子大（碎）

上七味，以水九升，先煮麻黄，减二升，去上沫，内诸药，煮取三升，去滓，温服一升，取微似汗。汗出多者，温粉扑之。一服汗者，停后服。若复服，汗多亡阳，遂虚，恶风，烦躁，不得眠也。

38条：太阳中风，脉浮紧，发热恶寒，身疼痛，不汗出而烦躁者，大青龙汤主之。若脉微弱，汗出恶风者，不可服之。服之则厥逆，筋惕肉瞤，此为逆也。

39条：伤寒，脉浮缓，身不疼，但重，乍有轻时，无少阴证者，大青龙汤发之。

※ 小青龙汤

麻黄（去节） 芍药 细辛 干姜 甘草（炙） 桂枝（去皮）各三两 五味子半升 半夏（洗）半升

上八味，以水一斗。先煮麻黄，减二升，去上沫，内诸药，煮取三升，去滓，温服一升。

若渴者，去半夏，加栝楼根三两；若微利者，去麻黄，加荛花（如一鸡子，熬令赤色）；若噎者，去麻黄，加附子一枚

（炮）；若小便不利、少腹满者，去麻黄，加茯苓四两；若喘者，去麻黄，加杏仁半升（去皮尖）。

40条：伤寒表不解，心下有水气，干呕，发热而咳，或渴，或利，或噎，或小便不利、少腹满，或喘者，小青龙汤主之。

41条：伤寒，心下有水气，咳而微喘，发热不渴，服汤已，渴者，此寒去欲解也，小青龙汤主之。

※ 麻黄附子细辛汤

麻黄二两（去节）　细辛二两　附子一枚（炮，去皮，破八片）

上三味，以水一斗，先煮麻黄，减二升，去上沫，内诸药，煮取三升，去滓，温服一升，日三服。

301条：少阴病，始得之，反发热，脉沉者，麻黄细辛附子汤主之。

※ 麻黄附子甘草汤

麻黄二两（去节）　甘草二两（炙）　附子一枚（炮，去皮，破八片）

上三味，以水七升，先煮麻黄一二沸，去上沫，内诸药，煮取三升，去滓，温服一升，日三服。

302条：少阴病，得之二三日，麻黄附子甘草汤，微发汗。以二三日无里证，故微发汗也。

※ 葛根汤

葛根四两　麻黄三两（去节）　桂枝二两（去皮）　生姜三两（切）　甘草二两（炙）　芍药二两　大枣十二枚（擘）

上七味，以水一斗，先煮麻黄、葛根，减二升，去白沫，内诸药，煮取三升，去滓，温服一升，覆取微似汗。余如桂枝法将息及禁忌，诸汤皆仿此。

31条：太阳病，项背强几几，无汗恶风，葛根汤主之。

32条：太阳与阳明合病者，必自下利，葛根汤主之。

※ 葛根黄芩黄连汤

葛根半斤 甘草二两（炙） 黄芩三两 黄连三两

上四味，以水八升，先煮葛根，减二升，内诸药，煮取二升，去滓，分温再服。

34条：太阳病，桂枝证，医反下之，利遂不止。脉促者，表未解也，喘而汗出者，葛根黄芩黄连汤主之。

※ 葛根加半夏汤

葛根四两 麻黄三两（去节） 甘草二两（炙） 芍药二两 桂枝二两（去皮） 生姜三两（切） 半夏半升（洗） 大枣十二枚（擘）

上八味，以水一斗，先煮葛根、麻黄，减二升，去白沫，内诸药，煮取三升，去滓，温服一升，覆取微似汗。

33条：太阳与阳明合病，不下利，但呕者，葛根加半夏汤主之。

※ 小柴胡汤

柴胡半斤 黄芩三两 人参三两 半夏半升（洗） 甘草（炙） 生姜（切）各三两 大枣十二枚（擘）

上七味，以水一斗二升，煮取六升，去滓，再煎取三升，温服一升，日三服。

若胸中烦而不呕者，去半夏、人参，加栝楼实一枚；若渴，去半夏，加人参合前成四两半，栝楼根四两；若腹中痛者，去黄芩，加芍药三两；若胁下痞硬，去大枣，加牡蛎四两；若心下悸，小便不利者，去黄芩，加茯苓四两；若不渴，外有微热者，去人参，加桂枝三两，温覆微汗愈；若咳者，去人参、大枣、生姜，加五味子半升，干姜二两。

96条：伤寒五六日，中风，往来寒热，胸胁苦满，嘿嘿不欲饮食，心烦喜呕，或胸中烦而不呕，或渴，或腹中痛，或胁下痞硬，或心下悸、小便不利，或不渴、身有微热，或咳者，小柴胡汤主之。

97条：血弱气尽，腠理开，邪气因入，与正气相搏，结于胁下。正邪分争，往来寒热，休作有时，嘿嘿不欲饮食，藏府相连，其痛必下，邪高痛下，故使呕也，小柴胡汤主之。服柴胡汤已，渴者，属阳明，以法治之。

99条：伤寒四五日，身热恶风，颈项强，胁下满，手足温而渴者，小柴胡汤主之。

100条：伤寒，阳脉涩，阴脉弦，法当腹中急痛，先与小建中汤，不差者，小柴胡汤主之。

101条：伤寒中风，有柴胡证，但见一证便是，不必悉具。凡柴胡汤病证而下之，若柴胡证不罢者，复与柴胡汤，必蒸蒸而振，却复发热汗出而解。

103条：太阳病，过经十余日，反二三下之，后四五日，柴胡证仍在者，先与小柴胡汤；呕不止，心下急，郁郁微烦者，为未解也，与大柴胡汤，下之则愈。

104条：伤寒十三日，不解，胸胁满而呕，日晡所发潮热，已而微利，此本柴胡证，下之以不得利，今反利者，知医以丸药下之，此非其治也。潮热者，实也。先宜服小柴胡汤以解外，后以柴胡加芒硝汤主之。

37条：太阳病，十日已去，脉浮细而嗜卧者，外已解也。设胸满胁痛者，与小柴胡汤，脉但浮者，与麻黄汤。

144条：妇人中风七八日，续得寒热，发作有时，经水适断者，此为热入血室。其血必结，故使如疟状，发作有时，小柴胡汤主之。

148条：伤寒五六日，头汗出，微恶寒，手足冷，心下满，口不欲食，大便硬，脉细者，此为阳微结，必有表，复有里也。脉沉，亦在里也。汗出为阳微。假令纯阴结，不得复有外证，悉入在里，此为半在里半在外也。脉虽沉紧，不得为少阴病。所以然者，阴不得有汗，今头汗出，故知非少阴也，可与小柴胡汤。设不了了者，得屎而解。

149条：伤寒五六日，呕而发热者，柴胡汤证具。而以他药下之，柴胡证仍在者，复与柴胡汤。此虽已下之，不为逆，必蒸蒸而振，却发热汗出而解。若心下满而硬痛者，此为结胸也，大陷胸汤主之；但满而不痛者，此为痞，柴胡不中与之，宜半夏泻心汤。

229条：阳明病，发潮热，大便溏，小便自可，胸胁满不去者，与小柴胡汤。

230条：阳明病，胁下硬满，不大便而呕，舌上白苔者，可与小柴胡汤。上焦得通，津液得下，胃气因和，身濈然汗出而解。

231条：阳明中风，脉弦浮大而短气，腹都满，胁下及心痛，久按之气不通，鼻干，不得汗，嗜卧，一身及目悉黄，小便难，有潮热，时时哕，耳前后肿。刺之小差，外不解。病过十日，脉续浮者，与小柴胡汤。

266条：本太阳病不解，转入少阳者，胁下硬满，干呕不能食，往来寒热，尚未吐下，脉沉紧者，与小柴胡汤。

379条：呕而发热者，小柴胡汤主之。

※ 大柴胡汤

柴胡半斤　黄芩三两　芍药三两　半夏半升（洗）　生姜五两（切）　枳实四枚（炙）　大枣十二枚（擘）

上七味，以水一斗二升，煮取六升，去滓，再煎，温服一升，日三服。一方加大黄二两，若不加，恐不为大柴胡汤。

103条：太阳病，过经十余日，反二三下之，后四五日，柴胡证仍在者，先与小柴胡汤。呕不止，心下急，郁郁微烦者，为未解也，与大柴胡汤，下之则愈。

136条：伤寒十余日，热结在里，复往来寒热者，与大柴胡汤。但结胸，无大热者，此为水结在胸胁也，但头微汗出者，大陷胸汤主之。

165条：伤寒发热，汗出不解，心中痞硬，呕吐而下利者，大柴胡汤主之。

※ 柴胡桂枝汤

桂枝一两半（去皮）　黄芩一两半　人参一两半　甘草一两（炙）　半夏二合半（洗）　芍药一两半　大枣六枚（擘）　生姜一两半（切）　柴胡四两

上九味，以水七升，煮取三升，去滓，温服一升。本云：人参汤，作如桂枝法，加半夏、柴胡、黄芩，复如柴胡法。今用人参作半剂。

146条：伤寒六七日，发热，微恶寒，支节烦疼，微呕，心下支结，外证未去者，柴胡桂枝汤主之。

※　柴胡加龙骨牡蛎汤

柴胡四两　龙骨　黄芩　生姜（切）　铅丹　人参　桂枝（去皮）　茯苓各一两半　半夏二合半（洗）　大黄二两　牡蛎一两半（熬）　大枣六枚（擘）

上十二味，以水八升，煮取四升，内大黄，切如棋子，更煮一二沸，去滓，温服一升。本云：柴胡汤今加龙骨等。

107条：伤寒八九日，下之，胸满烦惊，小便不利，谵语，一身尽重，不可转侧者，柴胡加龙骨牡蛎汤主之。

※　柴胡桂枝干姜汤

柴胡半斤　桂枝三两（去皮）　干姜二两　栝楼根四两　黄芩三两　牡蛎二两（熬）　甘草二两（炙）

上七味，以水一斗二升，煮取六升，去滓，再煎取三升，温服一升，日三服。初服微烦，复服汗出便愈。

147条：伤寒五六日，已发汗而复下之，胸胁满微结，小便不利，渴而不呕，但头汗出，往来寒热，心烦者，此为未解也，柴胡桂枝干姜汤主之。

※　柴胡加芒硝汤

柴胡二两十六铢　黄芩一两　人参一两　甘草一两（炙）　生姜一两（切）　半夏二十铢（本云：五枚，洗）　大枣四枚（擘）

芒硝二两

上八味，以水四升，煮取二升，去滓，内芒硝，更煮微沸。分温再服，不解更作。

104条：伤寒十三日，不解，胸胁满而呕，日晡所发潮热，已而微利，此本柴胡证，下之以不得利，今反利者，知医以丸药下之，此非其治也。潮热者，实也。先宜服小柴胡汤以解外，后以柴胡加芒硝汤主之。

※ 栀子豉汤

栀子十四枚（擘） 香豉四合（绵裹）

上二味，以水四升，先煮栀子，得二升半，内豉，煮取一升半，去滓，分为二服，温进一服。得吐者，止后服。

76条（下）：发汗吐下后，虚烦不得眠，若剧者，必反复颠倒，心中懊憹，栀子豉汤主之；若少气者，栀子甘草豉汤主之；若呕者，栀子生姜豉汤主之。

77条：发汗若下之，而烦热胸中窒者，栀子豉汤主之。

78条：伤寒五六日，大下之后，身热不去，心中结痛者，未欲解也，栀子豉汤主之。

221条：阳明病，脉浮而紧，咽燥口苦，腹满而喘，发热汗出，不恶寒，反恶热，身重。若发汗则躁，心愦愦反谵语；若加温针，必怵惕，烦躁不得眠；若下之，则胃中空虚，客气动膈，心中懊憹。舌上苔者，栀子豉汤主之。

228条：阳明病，下之，其外有热，手足温，不结胸，心中懊憹，饥不能食，但头汗出者，栀子豉汤主之。

375条：下利后，更烦，按之心下濡者，为虚烦也，宜栀子豉汤。

※ 栀子甘草豉汤

栀子十四枚（擘） 甘草二两（炙） 香豉四合（绵裹）

上三味，以水四升，先煮栀子、甘草，取二升半，内豉，煮取一升半，去滓，分二服，温进一服。得吐者，止后服。

※ 栀子生姜豉汤

栀子十四枚（擘） 生姜五两 香豉四合（绵裹）

上三味，以水四升，先煮栀子、生姜，取二升半，内豉，煮取一升半，去滓，分二服，温进一服。得吐者，止后服。

81条：凡用栀子汤，病人旧微溏者，不可与服之。

※ 栀子干姜汤

栀子十四枚（擘） 干姜二两

上二味，以水三升半，煮取一升半，去滓，分二服，温进一服。得吐者，止后服。

80条：伤寒，医以丸药大下之，身热不去，微烦者，栀子干姜汤主之。

※ 栀子厚朴汤

栀子十四枚（擘） 厚朴四两（炙，去皮） 枳实四枚（水浸，炙令黄）

上三味，以水三升半，煮取一升半，去滓，分二服，温进一服。得吐者，止后服。

79条：伤寒下后，心烦腹满，卧起不安者，栀子厚朴汤主之。

※ 栀子檗皮汤

肥栀子十五枚（擘） 甘草一两（炙） 黄檗二两

上三味，以水四升，煮取一升半，去滓，分温再服。

261条：伤寒，身黄发热，栀子檗皮汤主之。

※ 枳实栀子豉汤

枳实三枚（炙） 栀子十四枚（擘） 香豉一升（绵裹）

上三味，以清浆水七升，空煮取四升；内枳实、栀子，煮取二升，下豉，更煮五六沸，去滓，温分再服，覆令微似汗。若有宿食者，内大黄，如博棋子大五六枚，服之愈。

393条：大病差后，劳复者，枳实栀子豉汤主之。

※ 大承气汤

大黄四两（酒洗） 厚朴半斤（炙，去皮） 枳实五枚（炙） 芒硝三合

上四味，以水一斗，先煮二物，取五升，去滓，内大黄，更煮取二升，去滓，内芒硝，更上微火一两沸，分温再服，得下，余勿服。

208条：阳明病，脉迟，虽汗出，不恶寒者，其身必重，短气，腹满而喘，有潮热者，此外欲解，可攻里也。手足濈然汗出者，此大便已硬也，大承气汤主之。若汗多，微发热恶寒者，外未解也，其热不潮，未可与承气汤；若腹大满不通者，可与小承气汤，微和胃气，勿令至大泄下。

209条：阳明病，潮热，大便微硬者，可与大承气汤；不硬者，不可与之。若不大便六七日，恐有燥屎，欲知之法，少与小承气汤，汤入腹中，转失气者，此有燥屎也，乃可攻之。若不转

失气者，此但初头硬，后必溏，不可攻之，攻之必胀满不能食也。欲饮水者，与水则哕。其后发热者，必大便复硬而少也，以小承气汤和之。不转失气者，慎不可攻也。

212条：伤寒，若吐、若下后，不解，不大便五六日，上至十余日，日晡所发潮热，不恶寒，独语如见鬼状。若剧者，发则不识人，循衣摸床，惕而不安，微喘直视，脉弦者生，涩者死。微者，但发热谵语者，大承气汤主之。若一服利，则止后服。

215条：阳明病，谵语，有潮热，反不能食者，胃中必有燥屎五六枚也；若能食者，但硬耳。宜大承气汤下之。

217条：汗出，谵语者，以有燥屎在胃中，此为风也。须下者，过经乃可下之。下之若早，语言必乱，以表虚里实故也。下之愈，宜大承气汤。

220条：二阳并病，太阳证罢，但发潮热，手足漐漐汗出，大便难而谵语者，下之则愈，宜大承气汤。

238条：阳明病，下之，心中懊憹而烦，胃中有燥屎者，可攻。腹微满，初头硬，后必溏，不可攻之。若有燥屎者，宜大承气汤。

240条：病人烦热，汗出则解，又如疟状，日晡所发热者，属阳明也。脉实者，宜下之；脉浮虚者，宜发汗。下之，与大承气汤，发汗，宜桂枝汤。

241条：大下后，六七日不大便，烦不解，腹满痛者，此有燥屎也。所以然者，本有宿食故也，宜大承气汤。

242条：病人小便不利，大便乍难乍易，时有微热，喘冒不能卧者，有燥屎也，宜大承气汤。

251条：得病二三日，脉弱，无太阳柴胡证，烦躁，心下硬，至四五日，虽能食，以小承气汤，少少与，微和之，令小安，至六日，与承气汤一升。若不大便六七日，小便少者，虽不受食，但初头硬，后必溏，未定成硬，攻之必溏；须小便利，屎定硬，乃可攻之，宜大承气汤。

252条：伤寒六七日，目中不了了，睛不和，无表里证，大便难，身微热者，此为实也，急下之，宜大承气汤。

253条：阳明病，发热汗多者，急下之，宜大承气汤。

254条：发汗不解，腹满痛者，急下之，宜大承气汤。

255条：腹满不减，减不足言，当下之，宜大承气汤。

256条：阳明少阳合病，必下利。其脉不负者，为顺也。负者，失也，互相克贼，名为负也。脉滑而数者，有宿食也，当下之，宜大承气汤。

320条：少阴病，得之二三日，口燥咽干者，急下之，宜大承气汤。

321条：少阴病，自利清水，色纯青，心下必痛，口干燥者，可下之，宜大承气汤。

322条：少阴病，六七日，腹胀，不大便者，急下之，宜大承气汤。

※ 小承气汤

大黄四两 厚朴二两（炙，去皮） 枳实三枚（大者，炙）

上三味，以水四升，煮取一升二合，去滓，分温二服。初服汤当更衣，不尔者尽饮之，若更衣者，勿服之。

213条：阳明病，其人多汗，以津液外出，胃中燥，大便必硬，硬则谵语，小承气汤主之。若一服谵语止者，更莫复服。

214条：阳明病，谵语，发潮热，脉滑而疾者，小承气汤主之。因与承气汤一升，腹中转气者，更服一升。若不转气者，勿更与之；明日又不大便，脉反微涩者，里虚也，为难治，不可更与承气汤也。

250条：太阳病，若吐、若下、若发汗后，微烦，小便数，大便因硬者，与小承气汤，和之愈。

251条：得病二三日，脉弱，无太阳、柴胡证，烦躁，心下硬，至四五日，虽能食，以小承气汤，少少与，微和之，令小安，至六日，与承气汤一升。若不大便六七日，小便少者，虽不受食，但初头硬，后必溏，未定成硬，攻之必溏。须小便利，屎定硬，乃可攻之，宜大承气汤。

374条：下利，谵语者，有燥屎也，宜小承气汤。

※　调胃承气汤

甘草二两（炙）　芒硝半升　大黄四两（清酒洗）

上两味，切，以水三升，煮至一升，去滓，内芒硝，更上微火一二沸，温顿服之，以调胃气。

29条：伤寒，脉浮，自汗出，小便数，心烦，微恶寒，脚挛急，反与桂枝汤欲攻其表，此误也。得之便厥，咽中干，烦躁，吐逆者，作甘草干姜汤与之，以复其阳；若厥愈足温者，更作芍药甘草汤与之，其脚即伸；若胃气不和，谵语者，少与调胃承气汤；若重发汗，复加烧针者，四逆汤主之。

70条：发汗后，恶寒者，虚故也；不恶寒，但热者，实也，当和胃气，与调胃承气汤。

94条：太阳病未解，脉阴阳俱停，必先振栗，汗出而解。但阳脉微者，先汗出而解，但阴脉微者，下之而解。若欲下之，宜调胃承气汤。

105条：伤寒十三日，过经谵语者，以有热也，当以汤下之。若小便利者，大便当硬，而反下利，脉调和者，知医以丸药下之，非其治也。若自下利者，脉当微厥，今反和者，此为内实也，调胃承气汤主之。

123条：太阳病，过经十余日，心下温温欲吐，而胸中痛，大便反溏，腹微满，郁郁微烦。先此时自极吐下者，与调胃承气汤。若不尔者，不可与。但欲呕，胸中痛，微溏者，此非柴胡汤证，以呕，故知极吐下也。

207条：阳明病，不吐不下，心烦者，可与调胃承气汤。

248条：太阳病三日，发汗不解，蒸蒸发热者，属胃也。调胃承气汤主之。

249条：伤寒吐后，腹胀满者，与调胃承气汤。

※ 桃核承气汤

桃仁五十个（去皮尖） 大黄四两 桂枝二两（去皮） 芒硝二两 甘草二两（炙）

上五味，以水七升，煮取二升半，去滓，内芒硝，更上火微沸，下火，先食，温服五合，日三服，当微利。

106条：太阳病不解，热结膀胱，其人如狂，血自下，下者愈。其外不解者，尚未可攻，当先解其外；外解已，但少腹急结者，乃可攻之，宜桃核承气汤。

※ 抵当汤

水蛭（熬） 虻虫各三十个（去翅足，熬） 桃仁二十个（去

皮尖）　大黄三两（酒洗）

上四味，以水五升，煮取三升，去滓，温服一升。不下，更服。

124条：太阳病六七日，表证仍在，脉微而沉，反不结胸，其人发狂者，以热在下焦，少腹当硬满。小便自利者，下血乃愈。所以然者，以太阳随经，瘀热在里故也，抵当汤主之。

125条：太阳病，身黄，脉沉结，少腹硬，小便不利者，为无血也；小便自利，其人如狂者，血证谛也，抵当汤主之。

237条：阳明证，其人喜忘者，必有蓄血。所以然者，本有久瘀血，故令喜忘。屎虽硬，大便反易，其色必黑者，宜抵当汤下之。

257条：病人无表里证，发热七八日，虽脉浮数者，可下之。假令已下，脉数不解，合热则消谷喜饥，至六七日不大便者，有瘀血，宜抵当汤。

258条：若脉数不解，而下不止，必协热便脓血也。

※　抵当丸

水蛭（熬）　虻虫各二十个（去翅足，熬）　桃仁二十五个（去皮尖）　大黄三两

上四味，捣分四丸，以水一升，煮一丸，取七合，服之。晬时当下血，若不下者，更服。

126条：伤寒有热，少腹满，应小便不利，今反利者，为有血也。当下之，不可余药，宜抵当丸。

※　十枣汤

芫花（熬）　甘遂　大戟

上三味，等分，各别捣为散，以水一升半，先煮大枣肥者十枚，取八合，去滓，内药末，强人服一钱匕，羸人服半钱，温服之，平旦服。若下少，病不除者，明日更服，加半钱。得快下利后，糜粥自养。

152条：太阳中风，下利，呕逆，表解者，乃可攻之。其人漐漐汗出，发作有时，头痛，心下痞硬满，引胁下痛，干呕短气，汗出，不恶寒者，此表解里未和也，十枣汤主之。

※ 大陷胸汤

大黄六两（去皮） 芒硝一升 甘遂一钱匕

上三味，以水六升，先煮大黄，取二升，去滓，内芒硝，煮一两沸，内甘遂末，温服一升，得快利，止后服。

134条：太阳病，脉浮而动数，浮则为风，数则为热，动则为痛，数则为虚，头痛发热，微盗汗出，而反恶寒者，表未解也。医反下之，动数变迟，膈内拒痛。胃中空虚，客气动膈，短气躁烦，心中懊憹，阳气内陷，心下因硬，则为结胸，大陷胸汤主之。若不结胸，但头汗出，余处无汗，剂颈而还，小便不利，身必发黄。

136条：伤寒十余日，热结在里，复往来寒热者，与大柴胡汤；但结胸，无大热者，此为水结在胸胁也，但头微汗出者，大陷胸汤主之。

149条：伤寒五六日，呕而发热者，柴胡汤证具，而以他药下之，柴胡证仍在者，复与柴胡汤。此虽已下之，不为逆，必蒸蒸而振，却发热汗出而解。若心下满而硬痛者，此为结胸也，大陷胸汤主之。但满而不痛者，此为痞，柴胡不中与之，宜半夏泻

心汤。

135条：伤寒六七日，结胸热实，脉沉而紧，心下痛，按之石硬者，大陷胸汤主之。

137条：太阳病，重发汗而复下之，不大便五六日，舌上燥而渴，日晡所小有潮热，从心下至少腹硬满而痛不可近者，大陷胸汤主之。

※ 大陷胸丸

大黄半斤　葶苈子半斤（熬）　芒硝半升　杏仁半升（去皮尖，熬黑）

上四味，捣筛二味，内杏仁、芒硝，合研如脂，和散，取如弹丸一枚，别捣甘遂末一钱匕，白蜜二合，水二升，煮取一升，温顿服之，一宿乃下，如不下，更服，取下为效。禁如药法。

131条：病发于阳而反下之，热入因作结胸；病发于阴而反下之，因作痞也。所以成结胸者，以下之太早故也。结胸者，项亦强，如柔痉状，下之则和，宜大陷胸丸。

※ 小陷胸汤

黄连一两　半夏半升（洗）　栝楼实大者一枚

上三味，以水六升，先煮栝楼，取三升，去滓，内诸药，煮取二升，去滓，分温三服。

138条：小结胸病，正在心下，按之则痛，脉浮滑者，小陷胸汤主之。

※ 白散

桔梗三分　巴豆一分（去皮心，熬黑，研如脂）　贝母三分上三味，为散，内巴豆，更于臼中杵之，以白饮和服。强人半钱匕，羸者减之。病在膈上必吐，在膈下必利。不利，进热粥一杯；利过不止，进冷粥一杯。身热、皮粟不解，欲引衣自覆；若以水潠之洗之，益令热劫不得出，当汗而不汗则烦，假令汗出已，腹中痛，与芍药三两，如上法。

141条（下）：寒实结胸，无热证者，与三物白散。

※ 麻子仁丸

麻子仁二升　芍药半斤　枳实半斤（炙）　大黄一斤（去皮）　厚朴一尺（炙，去皮）　杏仁一升（去皮尖，熬，别作脂）

上六味，蜜和之，如梧桐子大，饮服十丸，日三服，渐加，以知为度。

247条：趺阳脉浮而涩，浮则胃气强，涩则小便数，浮涩相搏，大便则硬，其脾为约，麻子仁丸主之。

※ 生姜泻心汤

生姜四两（切）　甘草三两（炙）　人参三两　干姜一两　黄芩三两　半夏半升（洗）　黄连一两　大枣十二枚（擘）

上八味，以水一斗，煮取六升，去滓，再煎取三升，温服一升，日三服。

157条：伤寒汗出，解之后，胃中不和，心下痞硬，干噫食臭，胁下有水气，腹中雷鸣，下利者，生姜泻心汤主之。

※ 甘草泻心汤

甘草四两（炙）　黄芩三两　干姜三两　半夏半升（洗）　大枣十二枚（擘）　黄连一两

上六味，以水一斗，煮取六升，去滓，再煎取三升，温服一升，日三服。

158条：伤寒中风，医反下之，其人下利日数十行，谷不化，腹中雷鸣，心下痞硬而满，干呕，心烦不得安。医见心下痞，谓病不尽，复下之，其痞益甚。此非结热，但以胃中虚，客气上逆，故使硬也，甘草泻心汤主之。

※　半夏泻心汤

半夏半升（洗）　黄芩　干姜　人参　甘草（炙）各三两　黄连一两　大枣十二枚（擘）

上七味，以水一斗，煮取六升，去滓，再煎取三升，温服一升，日三服。

149条：伤寒五六日，呕而发热者，柴胡汤证具。而以他药下之，柴胡证仍在者，复与柴胡汤。此虽已下之，不为逆，必蒸蒸而振，却发热汗出而解。若心下满而硬痛者，此为结胸也，大陷胸汤主之；但满而不痛者，此为痞，柴胡不中与之，宜半夏泻心汤。

※　大黄黄连泻心汤

大黄二两　黄连一两

上二味，以麻沸汤二升渍之，须臾，绞去滓，分温再服。

154条：心下痞，按之濡，其脉关上浮者，大黄黄连泻心汤主之。

164条：伤寒大下后，复发汗，心下痞，恶寒者，表未解也，不可攻痞，当先解表，表解乃可攻痞。解表，宜桂枝汤；攻痞，宜大黄黄连泻心汤。

※ 附子泻心汤

大黄二两　黄连一两　黄芩一两　附子一枚（炮，去皮，破，别煮取汁）

上四味，切三味，以麻沸汤二升渍之，须臾，绞去滓，内附子汁，分温再服。

155条：心下痞，而复恶寒汗出者，附子泻心汤主之。

※ 黄连汤

黄连三两　甘草三两（炙）　干姜三两　桂枝三两（去皮）　人参二两　半夏半升（洗）　大枣十二枚（擘）

上七味，以水一斗，煮取六升，去滓，温服，昼三、夜二。

173条：伤寒，胸中有热，胃中有邪气，腹中痛，欲呕吐者，黄连汤主之。

※ 黄芩汤

黄芩三两　芍药二两　甘草二两（炙）　大枣十二枚（擘）

上四味，以水一斗，煮取三升，去滓，温服一升，日再夜一服。

※ 黄芩加半夏生姜汤

黄芩三两　芍药二两　甘草三两（炙）　大枣十二枚（擘）　半夏半升（洗）　生姜一两半（一方三两，切）

上六味，以水一斗，煮取三升，去滓，温服一升，日再夜一服。

172条：太阳与少阳合病，自下利者，与黄芩汤；若呕者，黄芩加半夏生姜汤主之。

※ 干姜黄连黄芩人参汤

干姜　黄连　黄芩　人参各三两

上四味，以水六升，煮取二升，去滓，分温再服。

359条：伤寒，本自寒下，医复吐下之，寒格，更逆吐下，若食入口即吐，干姜黄连黄芩人参汤主之。

※ 旋覆代赭汤

旋覆花三两　人参二两　生姜五两　代赭一两　甘草三两（炙）　半夏半升（洗）大枣十二枚（擘）

上七味，以水一斗，煮取六升，去滓，再煎，取三升，温服一升，日三服。

161条：伤寒发汗，若吐，若下，解后，心下痞硬，噫气不除者，旋覆代赭石汤主之。

※ 厚朴生姜半夏甘草人参汤

厚朴半斤（去皮，炙）　生姜半斤（切）　半夏半升（洗）　甘草二两　人参一两

上五味，以水一斗，煮取三升，去滓，温服一升，日三服。

66条：发汗后，腹胀满者，厚朴生姜半夏甘草人参汤主之。

※ 白虎汤

知母六两　石膏一斤（碎）　甘草二两（炙）　粳米六合

上四味，以水一斗，煮米熟，汤成，去滓，温服一升，日三服。

176条：伤寒，脉浮滑，此以表有热，里有邪，白虎汤主之。

219条：三阳合病，腹满身重，难以转侧，口不仁，面垢，谵语遗尿。发汗则谵语，下之则额上生汗，手足逆冷。若自汗出者，白虎汤主之。

350条：伤寒，脉滑而厥者，里有热，白虎汤主之。

※ 白虎加人参汤

知母六两 石膏一斤（碎） 甘草二两（炙） 人参三两 粳米六合

上五味，以水一斗，煮米熟，汤成，去滓，温服一升，日三服。

26条：服桂枝汤，大汗出后，大烦渴不解，脉洪大者，白虎加人参汤主之。

168条：伤寒，若吐、若下后，七八日不解，热结在里，表里俱热，时时恶风，大渴，舌上干燥而烦，欲饮水数升者，白虎加人参汤主之。

169条：伤寒，无大热，口燥渴，心烦，背微恶寒者，白虎加人参汤主之。

170条：伤寒，脉浮，发热无汗，其表不解，不可与白虎汤。渴欲饮水，无表证者，白虎加人参汤主之。

222条：若渴欲饮水，口干舌燥者，白虎加人参汤主之。

※ 竹叶石膏汤

竹叶二把 石膏一斤 半夏半升（洗） 麦门冬一升（去心） 人参二两 甘草二两（炙） 粳米半斤

上七味，以水一斗，煮取六升，去滓，内粳米，煮米熟，汤成，去米，温服一升，日三服。

397条：伤寒解后，虚羸少气，气逆欲吐，竹叶石膏汤主之。

※　五苓散

猪苓十八铢（去皮）　泽泻一两六铢　白术十八铢　茯苓十八铢　桂枝半两（去皮）

上五味，捣为散，以白饮和，服方寸匕，日三服。多饮暖水，汗出愈。如法将息。

71条：太阳病，发汗后，大汗出，胃中干，烦躁不得眠，欲得饮水者，少少与饮之，令胃气和则愈。若脉浮，小便不利，微热消渴者，五苓散主之。

72条：发汗已，脉浮数，烦渴者，五苓散主之。

73条：伤寒，汗出而渴者，五苓散主之；不渴者，茯苓甘草汤主之。

74条：中风发热，六七日不解而烦，有表里证，渴欲饮水，水入则吐者，名曰水逆，五苓散主之。

156条：本以下之，故心下痞，与泻心汤；痞不解，其人渴而口燥烦，小便不利者，五苓散主之。

244条：太阳病，寸缓关浮尺弱，其人发热汗出，复恶寒，不呕，但心下痞者，此以医下之也。如其不下者，病人不恶寒而渴者，此转属阳明也。小便数者，大便必硬，不更衣十日，无所苦也。渴欲饮水，少少与之，但以法救之。渴者，宜五苓散。

386条：霍乱，头痛发热，身疼痛，热多欲饮水者，五苓散主之；寒多不用水者，理中丸主之。

※ 猪苓汤

猪苓（去皮） 茯苓 泽泻 阿胶 滑石（碎）各一两

上五味，以水四升，先煎四味，取二升，去滓，内阿胶烊消，温服七合，日三服。

223条：若脉浮，发热，渴欲饮水，小便不利者，猪苓汤主之。

224条：阳明病，汗出多而渴者，不可与猪苓汤。以汗多胃中燥，猪苓汤复利其小便故也。

319条：少阴病，下利六七日，咳而呕渴，心烦不得眠者，猪苓汤主之。

※ 文蛤散

文蛤五两

上一味，为散，以沸汤和一方寸匕服，汤用五合。

141条（上）：病在阳，应以汗解之，反以冷水潠之，若灌之，其热被劫，不得去，弥更益烦，肉上粟起，意欲饮水，反不渴者，服文蛤散。

※ 茯苓甘草汤

茯苓二两 桂枝二两（去皮） 甘草一两（炙） 生姜三两（切）

上四味，以水四升，煮取二升，去滓，分温三服。

73条：伤寒，汗出而渴者，五苓散主之。不渴者，茯苓甘草汤主之。

356条：伤寒，厥而心下悸，宜先治水，当服茯苓甘草汤，却治其厥。不尔，水渍入胃，必作利也。

※　四逆汤

附子一枚（生用，去皮，破八片）　干姜一两半　甘草二两（炙）

上三味，以水三升，煮取一升二合，去滓，分温再服。强人可大附子一枚，干姜三两。

29条：伤寒，脉浮，自汗出，小便数，心烦，微恶寒，脚挛急。反与桂枝欲攻其表，此误也。得之便厥，咽中干，烦躁、吐逆者，作甘草干姜汤与之，以复其阳。若厥愈足温者，更作芍药甘草汤与之，其脚即伸；若胃气不和，谵语者，少与调胃承气汤；若重发汗，复加烧针者，四逆汤主之。

91条：伤寒，医下之，续得下利，清谷不止，身疼痛者，急当救里；后身疼痛，清便自调者，急当救表。救里，宜四逆汤；救表，宜桂枝汤。

92条：病发热头痛，脉反沉，若不差，身体疼痛，当救其里，四逆汤方。

225条：脉浮而迟，表热里寒，下利清谷者，四逆汤主之。

323条：少阴病，脉沉者，急温之，宜四逆汤。

324条：少阴病，饮食入口则吐，心中温温欲吐，复不能吐，始得之，手足寒，脉弦迟者，此胸中实，不可下也，当吐之。若膈上有寒饮，干呕者，不可吐也，当温之，宜四逆汤。

353条：大汗出，热不去，内拘急，四肢疼，又下利，厥逆而恶寒者，四逆汤主之。

354条：大汗，若大下利而厥冷者，四逆汤主之。

372条：下利腹胀满，身体疼痛者，先温其里，乃攻其表。温里，宜四逆汤；攻表，宜桂枝汤。

377条：呕而脉弱，小便复利，身有微热，见厥者难治，四逆汤主之。

388条：吐利汗出，发热恶寒，四肢拘急，手足厥冷者，四逆汤主之。

389条：既吐且利，小便复利，而大汗出，下利清谷，内寒外热，脉微欲绝者，四逆汤主之。

※ 四逆加人参汤

甘草二两（炙） 附子一枚（生用，去皮，破八片） 干姜一两半 人参一两

上四味，以水三升，煮取一升二合，去滓，分温再服。

385条：恶寒，脉微而复利，利止，亡血也，四逆加人参汤主之。

※ 通脉四逆汤

甘草二两（炙） 附子大者一枚（生用，去皮，破八片） 干姜三两（强人可四两）

上三味，以水三升，煮取一升二合，去滓，分温再服。其脉即出者愈。

面色赤者，加葱九茎；腹中痛者，去葱，加芍药二两；呕者，加生姜二两；咽痛者，去芍药，加桔梗一两；利止、脉不出者，去桔梗，加人参二两。病皆与方相应者，乃服之。

317条：少阴病，下利清谷，里寒外热，手足厥逆，脉微欲绝，身反不恶寒，其人面色赤，或腹痛，或干呕，或咽痛，或利止脉不出者，通脉四逆汤主之。

370条：下利清谷，里寒外热，汗出而厥者，通脉四逆汤

主之。

※　通脉四逆加猪胆汁汤

附子大者一枚（生用，去皮，破八片）　干姜三两（强人可四两）　甘草二两（炙）　猪胆汁半合

上四味，以水三升，煮取一升二合，去滓，内猪胆汁，分温再服，其脉即来。无猪胆，以羊胆代之。

390条：吐已下断，汗出而厥，四肢拘急不解，脉微欲绝者，通脉四逆加猪胆汁汤主之。

※　干姜附子汤

干姜一两　附子一枚（生用，去皮，切八片）

上二味，以水三升，煮取一升，去滓，顿服。

61条：下之后，复发汗，昼日烦躁不得眠，夜而安静，不呕，不渴，无表证，脉沉微，身无大热者，干姜附子汤主之。

※　白通汤

附子一枚（生用，去皮，破八片）　干姜一两　葱白四茎

上三味，以水三升，煮取一升，去滓，分温再服。

314条：少阴病，下利，白通汤主之。

※　白通加猪胆汁汤

附子一枚（生用，去皮，破八片）　干姜一两　葱白四茎　人尿五合　猪胆汁一合

上五味，以水三升，煮取一升，去滓，内胆汁、人尿，和令相得，分温再服。若无胆，亦可用。

315条：少阴病，下利，脉微者，与白通汤。利不止，厥逆

无脉，干呕，烦者，白通加猪胆汁汤主之。服汤，脉暴出者死，微续者生。

※ 茯苓四逆汤

茯苓四两　干姜一两半　甘草二两（炙）　附子一枚（生用，去皮，破八片）　人参一两

上五味，以水五升，煮取三升，去滓，温服七合，日三服。

69条：发汗，若下之，病仍不解，烦躁者，茯苓四逆汤主之。

※ 当归四逆汤

当归三两　桂枝三两（去皮）　芍药三两　细辛三两　甘草二两（炙）　通草二两　大枣二十五枚（擘，一法十二枚）

上七味，以水八升，煮取三升，去滓，温服一升，日三服。

※ 当归四逆加吴茱萸生姜汤

当归三两　芍药三两　甘草二两（炙）　通草二两　桂枝三两（去皮）　细辛三两　生姜半斤（切）　吴茱萸二升　大枣二十五枚（擘）

上九味，以水六升，清酒六升和，煮取五升，去滓，温分五服。（一方，水、酒各四升。）

351条：手足厥寒，脉细欲绝者，当归四逆汤主之。

352条：若其人内有久寒者，宜当归四逆加吴茱萸生姜汤。

※ 四逆散

甘草（炙）　枳实（破，水渍，炙干）　柴胡　芍药

上四味，各十分，捣筛，白饮和，服方寸匕，日三服。

咳者，加五味子、干姜各五分，并主下利；悸者，加桂枝五分；小便不利者，加茯苓五分；腹中痛者，加附子一枚，炮令坼；泄利下重者，先以水五升，煮薤白三升，煮取三升，去滓，以散三方寸匕，内汤中，煮取一升半，分温再服。

318条：少阴病，四逆，其人或咳，或悸，或小便不利，或腹中痛，或泄利下重者，四逆散主之。

※　理中丸

人参　干姜　甘草（炙）　白术各三两

上四味，捣筛，蜜和为丸，如鸡子黄许大，以沸汤数合，和一丸，研碎，温服之，日三四、夜二服。腹中未热，益至三四丸，然不及汤。

汤法：以四物依两数切，用水八升，煮取三升，去滓，温服一升，日三服。

若脐上筑者，肾气动也，去术，加桂四两；吐多者，去术，加生姜三两；下多者，还用术；悸者，加茯苓二两；渴欲得水者，加术，足前成四两半；腹中痛者，加人参，足前成四两半；寒者，加干姜，足前成四两半；腹满者，去术，加附子一枚。服汤后，如食顷，饮热粥一升许，微自温，勿发揭衣被。

386条：霍乱，头痛发热，身疼痛，热多欲饮水者，五苓散主之；寒多不用水者，理中丸主之。

396条：大病差后，喜唾，久不了了，胸上有寒，当以丸药温之，宜理中丸。

※　真武汤

茯苓　芍药　生姜各三两（切）　白术二两　附子一枚（炮，去

皮，破八片）

上五味，以水八升，煮取三升，去滓，温服七合，日三服。

若咳者，加五味子半升，细辛一两，干姜一两；若小便利者，去茯苓；若下利者，去芍药，加干姜二两；若呕者，去附子，加生姜，足前为半斤。

82条：太阳病发汗，汗出不解，其人仍发热，心下悸，头眩，身眲动，振振欲擗地者，真武汤主之。

316条：少阴病，二三日不已，至四五日，腹痛，小便不利，四肢沉重疼痛，自下利者，此为有水气。其人或咳，或小便利，或下利，或呕者，真武汤主之。

※ 附子汤

附子二枚（炮，去皮，破八片） 茯苓三两 人参二两 白术四两 芍药三两

上五味，以水八升，煮取三升，去滓，温服一升，日三服。

304条：少阴病，得之一二日，口中和，其背恶寒者，当灸之，附子汤主之。

305条：少阴病，身体痛，手足寒，骨节痛，脉沉者，附子汤主之。

※ 甘草附子汤

甘草二两（炙） 附子二枚（炮，去皮，破） 白术二两 桂枝四两（去皮）

上四味，以水六升，煮取三升，去滓，温服一升，日三服。初服得微汗则解。能食，汗止，复烦者，服五合，恐一升多者，宜服六七合为始。

175条：风湿相搏，骨节疼烦，掣痛不得屈伸，近之则痛剧，汗出短气，小便不利，恶风不欲去衣，或身微肿者，甘草附子汤主之。

※ 桂枝附子汤

桂枝四两（去皮） 附子三枚（炮，去皮，破） 生姜三两（切） 大枣十二枚（擘） 甘草二两（炙）

上五味，以水六升，煮取二升，去滓，分温三服。

※ 桂枝附子去桂加白术汤

附子三枚（炮，去皮，破） 白术四两 生姜三两（切） 甘草二两（炙） 大枣十二枚（擘）

上五味，以水六升，煮取二升，去滓，分温三服。初一服，其人身如痹，半日许复服之，三服都尽，其人如冒状，勿怪，此以附子、术，并走皮内，逐水气未得除，故使之耳。法当加桂四两，此本一方二法。以大便硬，小便自利，去桂也；以大便不硬，小便不利，当加桂。附子三枚恐多也，虚弱家及产妇，宜减服之。

174条：伤寒八九日，风湿相搏，身体疼烦，不能自转侧，不呕，不渴，脉浮虚而涩者，桂枝附子汤主之；若其人大便硬，小便自利者，去桂加白术汤主之。

※ 茯苓桂枝白术甘草汤

茯苓四两 桂枝三两（去皮） 白术 甘草（炙）各二两

上四味，以水六升，煮取三升，去滓，分温三服。

67条：伤寒，若吐、若下后，心下逆满，气上冲胸，起则头眩，脉沉紧，发汗则动经，身为振振摇者，茯苓桂枝白术甘草汤主之。

※ 芍药甘草附子汤

芍药 甘草（炙）各三两 附子一枚（炮，去皮，破八片）

上三味，以水五升，煮取一升五合，去滓，分温三服。

68条：发汗病不解，反恶寒者，虚故也，芍药甘草附子汤主之。

※ 桂枝人参汤

桂枝四两（别切） 甘草四两（炙） 白术三两 人参三两 干姜三两

上五味，以水九升，先煮四味，取五升，内桂，更煮取三升，去滓，温服一升，日再夜一服。

163条：太阳病，外证未除，而数下之，遂协热而利，利下不止，心下痞硬，表里不解者，桂枝人参汤主之。

※ 赤石脂禹余粮汤

赤石脂一斤（碎） 禹余粮一斤（碎）

上二味，以水六升，煮取二升，去滓，分温三服。

159条：伤寒，服汤药，下利不止，心下痞硬。服泻心汤已，复以他药下之，利不止。医以理中与之，利益甚。理中者，理中焦，此利在下焦，赤石脂禹余粮汤主之。复不止者，当利其小便。

※ 炙甘草汤

甘草四两（炙） 生姜三两（切） 人参二两 生地黄一斤

（酒洗） 桂枝三两（去皮） 阿胶二两 麦门冬半升（去心） 麻仁半升 大枣三十枚（擘）

上九味，以清酒七升，水八升，先煮八味，取三升，去滓，内胶烊消尽，温服一升，日三服。

177条：伤寒，脉结代，心动悸，炙甘草汤主之。

※ 甘草干姜汤

甘草四两（炙） 干姜二两（炮）

上㕮咀，以水三升，煮取一升五合，去滓，分温再服。

※ 芍药甘草汤

白芍药 甘草（炙）各四两

上二味，以水三升，煮取一升五合，去滓，分温再服。

29条：伤寒，脉浮，自汗出，小便数，心烦，微恶寒，脚挛急。反与桂枝欲攻其表，此误也。得之便厥，咽中干，烦躁，吐逆者，作甘草干姜汤与之，以复其阳。若厥愈足温者，更作芍药甘草汤与之，其脚即伸；若胃气不和，谵语者，少与调胃承气汤；若重发汗，复加烧针者，四逆汤主之。

30条：问曰：证象阳旦，按法治之而增剧，厥逆，咽中干，两胫拘急而谵语。师曰：言夜半手足当温，两脚当伸。后如师言，何以知此?答曰：寸口脉浮而大，浮为风，大为虚，风则生微热，虚则两胫挛，病形象桂枝，因加附子参其间，增桂令汗出，附子温经，亡阳故也。厥逆，咽中干，烦躁，阳明内结，谵语，烦乱，更饮甘草干姜汤。夜半阳气还，两足当热，胫尚微拘急，重与芍药甘草汤，尔乃胫伸。以承气汤微溏，则止其谵语，故知病可愈。

※ 茵陈蒿汤

茵陈蒿六两　栀子十四枚（擘）　大黄二两（去皮）

上三味，以水一斗二升，先煮茵陈，减六升，内二味，煮取三升，去滓，分温三服。小便当利，尿如皂荚汁状，色正赤，一宿腹减，黄从小便去也。

236条：阳明病，发热汗出者，此为热越，不能发黄也；但头汗出，身无汗，剂颈而还，小便不利，渴引水浆者，此为瘀热在里，身必发黄，茵陈蒿汤主之。

260条：伤寒七八日，身黄如橘子色，小便不利，腹微满者，茵陈蒿汤主之。

199条：阳明病，无汗，小便不利，心中懊憹者，身必发黄。

※ 麻黄连轺赤小豆汤

麻黄二两（去节）　连轺二两（即连翘根）　杏仁四十个（去皮尖）　赤小豆一升　大枣十二枚（擘）　生梓白皮一升（切）　生姜二两（切）　甘草二两（炙）

上八味，以潦水一斗，先煮麻黄，再沸，去上沫，内诸药，煮取三升，去滓，分温三服，半日服尽。

262条：伤寒，瘀热在里，身必黄，麻黄连轺赤小豆汤主之。

※ 麻黄升麻汤

麻黄二两半（去节）　升麻一两一分　当归一两一分　知母十八铢　黄芩十八铢　玉竹十八铢（一作菖蒲）　芍药六铢　天门冬六铢（去心）　桂枝六铢（去皮）　茯苓六铢　甘草六铢（炙）　石

膏六铢（碎，绵裹） 白术六铢 干姜六铢

上十四味，以水一斗，先煮麻黄一两沸，去上沫，内诸药，煮取三升，去滓，分温三服。相去如炊三斗米顷，令尽，汗出愈。

357条：伤寒六七日，大下后，寸脉沉而迟，手足厥逆，下部脉不至，喉咽不利，唾脓血，泄利不止者，为难治，麻黄升麻汤主之。

※ 瓜蒂散

瓜蒂一分（熬黄） 赤小豆一分

上二味，各别捣筛，为散已，合治之，取一钱匕，以香豉一合，用热汤七合，煮作稀糜，去滓，取汁和散，温，顿服之。不吐者，少少加，得快吐，乃止。诸亡血虚家，不可与瓜蒂散。

166条：病如桂枝证，头不痛，项不强，寸脉微浮，胸中痞硬，气上冲喉咽不得息者，此为胸有寒也，当吐之，宜瓜蒂散。

355条：病人手足厥冷，脉乍紧者，邪结在胸中，心下满而烦，饥不能食者，病在胸中，当须吐之，宜瓜蒂散。

※ 吴茱萸汤

吴茱萸一升（洗） 人参三两 生姜六两（切） 大枣十二枚（擘）

上四味，以水七升，煮取二升，去滓，温服七合，日三服。

243条：食谷欲呕，属阳明也，吴茱萸汤主之。得汤反剧者，属上焦也。

309条：少阴病，吐利，手足逆冷，烦躁欲死者，吴茱萸汤主之。

378条：干呕，吐涎沫，头痛者，吴茱萸汤主之。

※ 黄连阿胶汤

黄连四两　黄芩二两　芍药二两　鸡子黄二枚　阿胶三两（一云：三挺）

上五味，以水六升，先煮三物，取二升，去滓；内胶烊尽，小冷，内鸡子黄，搅冷相得，温服七合，日三服。

303条：少阴病，得之二三日以上，心中烦，不得卧，黄连阿胶汤主之。

※ 桃花汤

赤石脂一斤（一半全用，一半筛用）　干姜一两　粳米一升

上三味，以水七升，煮米令熟，去滓，温服七合；内赤石脂末方寸匕，日三服。若一服愈，余勿服。

306条：少阴病，下利，便脓血者，桃花汤主之。

307条：少阴病，二三日至四五日，腹痛，小便不利，下利不止，便脓血者，桃花汤主之。

※ 半夏散及汤

半夏（洗）　桂枝（去皮）　甘草（炙）

上三味，等分。各别捣筛已，合治之，白饮和，服方寸匕，日三服。若不能服散者，以水一升，煎七沸，内散两方寸匕，更煮三沸，下火令小冷，少少咽之。半夏有毒，不当散服。

313条：少阴病，咽中痛，半夏散及汤主之。

※ 猪肤汤

猪肤一斤

上一味，以水一斗，煮取五升，去滓，加白蜜一升，白粉五合，熬香，和令相得，温分六服。

310条：少阴病，下利，咽痛，胸满，心烦，猪肤汤主之。

※ 甘草汤

甘草二两

上一味，以水三升，煮取一升半，去滓，温服七合，日二服。

※ 桔梗汤

桔梗一两 甘草二两

上二味，以水三升，煮取一升，去滓，温分再服。

311条：少阴病二三日，咽痛者，可与甘草汤；不差，与桔梗汤。

※ 苦酒汤

半夏十四枚（洗，破如枣核） 鸡子一枚（去黄，内上苦酒，着鸡子壳中）

上二味，内半夏着苦酒中，以鸡子壳置刀环中，安火上，令三沸，去滓，少少含咽之，不差，更作三剂。

312条：少阴病，咽中伤，生疮，不能语言，声不出者，苦酒汤主之。

※ 乌梅丸

乌梅三百枚 细辛六两 干姜十两 黄连十六两 当归四两 附子六两（炮，去皮） 蜀椒四两（出汗） 桂枝六两（去皮） 人参六两 黄柏六两上十味，异捣筛，合治之，以苦酒渍乌梅一宿，去核，蒸之五斗米下，饭熟捣成泥，和药令相得，内臼中，与蜜杵二千下，丸如梧桐子大，先食饮服十丸，日三服，稍加至二十丸。禁生冷、滑物、臭食等。

338条：伤寒，脉微而厥，至七八日肤冷，其人躁无暂安时者，此为藏厥，非蚘厥也。蚘厥者，其人当吐蚘。令病者静，而复时烦者，此为藏寒。蚘上入其膈，故烦，须臾复止，得食而呕，又烦者，蚘闻食臭出，其人常自吐蚘。蚘厥者，乌梅丸主之，又主久利。

※ 白头翁汤

白头翁二两 黄柏三两 黄连三两 秦皮三两

上四味，以水七升，煮取二升，去滓，温服一升。不愈，更服一升。

371条：热利，下重者，白头翁汤主之。

373条：下利，欲饮水者，以有热故也，白头翁汤主之。

※ 牡蛎泽泻散

牡蛎（熬） 泽泻 蜀漆（暖水洗，去腥） 葶苈子（熬） 商陆根（熬） 海藻（洗，去咸） 栝楼根各等分

上七味，异捣，下筛为散，更于臼中治之。白饮和，服方寸匕，日三服。小便利，止后服。

395条：大病差后，从腰以下有水气者，牡蛎泽泻散主之。

※ 蜜煎导方

食蜜七合

上一味，于铜器内，微火煎，当须凝如饴状，搅之勿令焦

着，欲可丸，并手捻作挺，令头锐，大如指，长二寸许，当热时急作，冷则硬。以内谷道中，以手急抱，欲大便时乃去之。

※ 猪胆汁方

大猪胆一枚

泻汁，和少许法醋，以灌谷道内，如一食顷，当大便出宿食恶物，甚效。

233条：阳明病，自汗出，若发汗，小便自利者，此为津液内竭，虽硬不可攻之，当须自欲大便，宜蜜煎导而通之。若土瓜根及大猪胆汁，皆可为导。

※ 烧裈散

妇人中裈近隐处，取烧作灰。

上一味，水和服方寸匕，日三服。小便即利，阴头微肿，此为愈矣。妇人病，取男子裈，烧服。

392条：伤寒，阴阳易之为病，其人身体重，少气，少腹里急，或引阴中拘挛，热上冲胸，头重不欲举，眼中生花，膝胫拘急者，烧裈散主之。

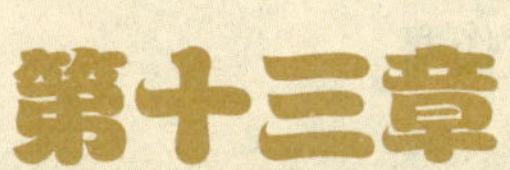

第十三章

《伤寒论》原著条文与白话翻译

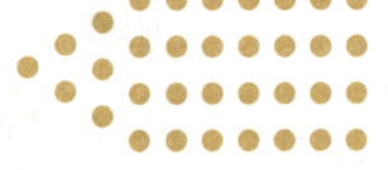

辨太阳病脉证并治（上）

1条：太阳之为病，脉浮，头项强痛而恶寒。

太阳病的基本症候特征，是脉象浮、头痛、项部拘急不舒、畏寒。

2条：太阳病，发热，汗出，恶风，脉缓者，名为中风。

太阳病，发热，汗出，畏风，头痛，项部拘急不舒，脉象浮缓的，就叫做中风。

3条：太阳病，或已发热，或未发热，必恶寒，体痛，呕逆，脉阴阳俱紧者，名为伤寒。

太阳病，已经发热，或者还未发热，畏冷，头痛，项部拘急不舒，身体疼痛，呕逆，无汗，寸关尺三部脉象均浮紧的，就叫做伤寒。

4条：伤寒一日，太阳受之，脉若静者，为不传，颇欲吐，若躁烦，脉数急者，为传也。

外感病第一天，邪在太阳，如果脉证静止在太阳未变的，这是疾病未发生传变。如果病人总想呕吐、烦躁不安、脉象数而急疾，为邪气传里之象，表示病已传变。

5条：伤寒二三日，阳明、少阳证不见者，为不传也。

外感病二三天，已到邪传阳明、少阳之期，如果不见阳明、少阳病见证，而只见太阳病症候的，表示病未传变。

6条：太阳病，发热而渴，不恶寒者，为温病。若发汗已，身灼热者，名风温。风温为病，脉阴阳俱浮，自汗出，身重，多眠睡，鼻息必鼾，语言难出。若被下者，小便不利，直视失溲；若被火者，微发黄色，剧则如惊痫，时瘛疭；若火熏之，一逆尚引日，再逆促命期。

太阳病，出现发热、口渴、不怕冷的，就叫做温病。温病为感受温邪所致，所以禁用辛温发汗、禁用攻下、禁用火攻。如果误用辛温发汗，会使热势更甚，出现身体灼热、尺部寸部脉象均浮盛、自汗出、身体沉重、时时嗜睡、呼吸时鼻有鼾声、说话困难，这就叫风温。如果误用攻下，耗伤阴液，就会出现小便短少不通畅，两目直视、大便失禁。如果误用火攻，就会使邪热更炽，火热内攻，轻则引起肌肤发黄，重则引起手足阵发抽搐，好像惊痫发作一样的症状，肤色发黄很深，像烟火熏过的一样。一次误治，病人尚可苟延时日，反复误治，就会断送病人生命。

7条：病有发热恶寒者，发于阳也；无热恶寒者，发于阴也。发于阳，七日愈；发于阴，六日愈。以阳数七，阴数六故也。

患外感病，如果出现发热畏寒的症状，是病在阳经的表现；如果出现无热畏寒的症状，是病在阴经的表现。病在阳经的，大约七天可以痊愈；病在阴经的，大约六天可以痊愈。这是因为七属于阳数、六属于阴数的缘故。

8条：太阳病，头痛至七日以上自愈者，以行其经尽故也。若欲作再经者，针足阳明，使经不传则愈。

太阳病，头痛超过七天而自行痊愈的，是因为邪气行尽太阳经的缘故。如果邪气未尽，有向阳明经传变趋势，可以针刺足阳明经穴，使经气疏通，抗邪力增强，邪气不能内传阳明，疾病就会痊愈。

9条：太阳病，欲解时，从巳至未上。

太阳病将要解除的时间，多在上午九时至下午三时之间。

10条：风家，表解而不了了者，十二日愈。

容易患太阳中风的人，表证解除以后，身体仍感觉不舒适的，需待一定的时日，正气恢复，才能痊愈。

11条：病人身大热，反欲得衣者，热在皮肤，寒在骨髓也；身大寒，反不欲近衣者，寒在皮肤，热在骨髓也。

病人体表发热，反而想穿很多衣服，这是外部假热、内部真寒的表现；体表怕冷，反而不想穿衣服，这是外部假寒、内部真热的反映。

12条：太阳中风，阳浮而阴弱。阳浮者，热自发；阴弱者，汗自出。啬啬恶寒，淅淅恶风，翕翕发热，鼻鸣干呕者，桂枝汤主之。

太阳中风证，卫阳抗邪而浮盛于外，营阴不能内守而弱于内，卫阳浮盛于外就发热，营阴不能内守则汗自出，病人畏缩怕冷，瑟瑟畏风，像皮毛覆盖身上一样发热，鼻塞气息不利、干呕的，应当用桂枝汤主治。

桂枝汤方：桂枝三两（去皮）、芍药三两、甘草二两（炙）、生姜三两（切片）、大枣十二枚（剖开），以上五味药，捣碎前三味药，与后两药混合，加水七升，用微火煎煮成三升，去掉药渣，待药汁冷热适当时，服药一升，一日服三次。服药后一会儿，喝热稀粥一大碗，以助药力，并盖棉被约二个小时，取暖保温来帮助发汗。发汗程度最好是遍身微微出汗，不要让汗出如流水一样淋漓不断，否则伤阳耗阴，疾病就一定不能解除。如果服了第一次药后汗出疾病痊愈，就停止服第二次、第三次药，不需要把一剂药都服尽。如果服第一次药汗不出，可以依照以上服药方法服第二次药。如果服第二次药还无汗出，那么，第三次药可适当提前服，可在半天左右将一剂服完。如果病情重的，可以白天夜晚服药，一天24小时进行严密观察。如果服完一剂药后，病症仍然存在的，可以再继续服药，倘若服药后仍不出汗，那么，就可一直服药二三剂。服药期间、禁食生冷、粘滞滑腻、油腻、大蒜、小蒜、芸苔、胡荽、动物乳类及其制品，腐败变质及不良气味的食品。

13条：太阳病，头痛，发热，汗出，恶风，桂枝汤主之。

太阳病，只要出现头痛、发热、汗出、畏风的，就可以用桂枝汤主治。

14条：太阳病，项背强几几，反汗出恶风者，桂枝加葛根汤主之。

太阳病，项背部拘紧不柔和、俯仰不能自如，本应当无汗，反而出现汗出、怕风等太阳中风证的，用桂枝加葛根汤主治。

桂枝加葛根汤方：葛根四两、芍药三两、生姜三两（切片）、甘草二两（炙）、大枣十二枚（剖开）、桂枝二两（去皮），以上六味药，用水一斗，先加入葛根煎煮，煮去水分二升，除去上面的白沫，再加入其它药物，共煎煮成三升，去掉药渣，每次温服一升。服药后覆盖棉被取暖保温以助发汗，使病人遍身微微汗出为度。除服药后不需喝热粥外，其余的调养护理方法及服药禁忌均同桂枝汤。

15条：太阳病，下之后，其气上冲者，可与桂枝汤，方用前法。若不上冲者，不得与之。

太阳病，误用了泻下药之后，病人自觉胸中有气逆上冲感觉的，可以用桂枝汤治疗，服药方法同前。如果误下后没有气逆上冲感觉的，则不能用桂枝汤治疗。

16条：太阳病三日，已发汗，若吐、若下、若温针，仍不解者，此为坏病。桂枝不中与之也。观其脉证，知犯何逆，随证治之。桂枝本为解肌，若其人脉浮紧，发热汗不出者，不可与之也。常须识此，勿令误也。

太阳病第三天，已经用了发汗的方法，或者用了吐法，或者用了攻下法，或者用了温针的方法，病情仍然不解除的，这就是坏病，桂枝汤已不再适用。对于坏病，应该详细诊察其脉象、症状，了解使用了何种错误治法及演变为何种病症，因证立法，随证治疗。桂枝汤本来是解肌和营的方剂，适用于太阳中风证。如果病人脉象浮紧、发热、汗不出的，属太阳伤寒证，不可用桂枝汤治疗。医者务须经常记住这一点，千万不要发生错误。

17条：若酒客病，不可与桂枝汤，得之则呕，以酒客不喜甘故也。

平素嗜酒的人，如果患了太阳中风证，不当用桂枝汤治疗，如果服用了桂枝汤，就会出现呕吐，这是因为嗜酒的人多湿热内蕴，而桂枝汤是辛甘温之剂，用后会助热留湿。

18条：喘家作，桂枝汤加厚朴、杏子佳。

宿有喘疾的病人，患了太阳中风证，引动喘疾发作的，用桂枝汤加厚朴、杏子治疗最好。

19条：凡服桂枝汤吐者，其后必吐脓血也。

凡是内热炽盛的病人，如果服用桂枝汤而发生呕吐的，以后可能会出现吐脓血的变证。

20条：太阳病，发汗，遂漏不止，其人恶风，小便难，四肢微急，难以屈伸者，桂枝加附子汤主之。

太阳病，发汗太过，导致汗出淋漓不止、病人怕冷、小便短少、四肢微感拘急疼痛、屈伸困难，如果头痛、发热等表证仍然存在的，用桂枝加附子汤主治。

桂枝加附子汤方：桂枝三两（去皮）、芍药三两、甘草三两（炙）、生姜三两（切片）、大枣十二枚（剖开）、附子一枚（炮制，去皮，破成八片），以上六味药，加水七升，煎煮成三升，去掉药渣，每次温服一升。旧本说：现用桂枝汤加入附子，其调养护理的方法同前。

21条：太阳病，下之后，脉促胸满者，桂枝去芍药汤主之。

太阳病，误用攻下之后，出现脉象急促、短促，胸部胀闷的，用桂枝去芍药汤主治。

桂枝去芍药汤方：桂枝三两（去皮）、甘草二两（炙）、生姜三两（切片）、大枣十二枚（剖开），以上四味药，用水七升，煎煮成三升，去药渣，每次温服一升。旧本说：现用桂枝汤去掉芍药，调养护理方法同前。

22条：若微恶寒者，桂枝去芍药加附子汤主之。

如果误下后出现胸部满闷、脉微、畏风寒较重的，用桂枝去芍药加附子汤主治。

桂枝去芍药加附子汤方：桂枝三两（去皮）、甘草二两（炙）、生姜三两（切片）、大枣十二枚（剖开）、附子一枚（炮制，去皮，破成八片），以上五味药，用水七升，煎煮成三升，去掉药渣，每次温服一升。旧本说：现用桂枝汤去掉芍药加入附子，其调养护理方法同前。

23条：太阳病，得之八九日，如疟状，发热恶寒，热多寒少，其人不呕，清便欲自可，一日二三度发。脉微缓者，为欲愈也；脉微而恶寒者，此阴阳俱虚，不可更发汗、更下、更吐也；面色反有热色者，未欲解也，以其不能得小汗出，身必痒，宜桂枝麻黄各半汤。

太阳病，已经得了八九天，病人发热怕冷，发热的时间较长，怕冷的时间较短，一天发作二三次，好像疟疾一样，病人不呕吐，大小便正常，这是邪气郁滞在表的表现。此时，如果脉象渐趋调匀和缓的，是邪气去、正气复的征象，疾病将要痊愈。如果脉象微弱而怕冷的，这是表里阳气均虚，可能系误用汗、吐、下所致，因此，就不能再用发汗、攻下、涌吐的方法治疗了。如果面部反而出现红色的，表明邪气仍郁滞在肌表未能解除，病人皮肤还一定有瘙痒的症状，适宜用桂枝麻黄各半汤治疗。

桂枝麻黄各半汤方：桂枝一两十六铢（去皮），芍药、生姜（切片）、甘草（炙）、麻黄（去节）各一两，大枣四枚（剖开）、杏仁二十四枚（用水浸泡，去掉皮尖），以上七味药，用水五升，先加入麻黄煎煮，待煮一、二沸，除去上面的白沫，再加入其余各药，煎煮成一升八合，去掉药渣，每次温服六合。旧本说：取桂枝汤三合，麻黄汤三合，合为六合，一次服完。调养护理方法同前。

24条：太阳病，初服桂枝汤，反烦不解者，先刺风池、风府，却与桂枝汤则愈。

太阳病，服了一遍桂枝汤，不仅表证不解，反而增添了烦闷不安的感觉，这是邪气郁滞太甚所致。治疗应当先针刺风池、风府，以疏经泄邪，然后再给予桂枝汤就可以痊愈。

25条：服桂枝汤，大汗出，脉洪大者，与桂枝汤，如前法。若形似疟，一日再发者，汗出必解，宜桂枝二麻黄一汤。

服桂枝汤发汗，汗不遵法，出现大汗出、脉象洪大，而发热、畏寒、头痛等表证仍然存在的，为病仍在表，仍应给予桂枝汤治疗，服药方法同前。如果病人发热怕冷，发热的时间长，怕冷的时间短，好像发疟疾一样，一天发作二次的，用小发汗法就能治愈，适宜用桂枝二麻黄一汤。

桂枝二麻黄一汤方：桂枝一两十七铢（去皮）、芍药一两六铢、麻黄十六铢（去节）、生姜一两六铢（切片）、杏仁十六个（去皮尖）、甘草一两二铢（炙）、大枣五枚（剖开），以上七味药，用水五升，先加入麻黄，煮开一、二沸，除去上面的白沫，再加入其它药物，煎煮成二升，去掉药渣，每次温服一升，一日服二次。旧本说：取桂枝汤二份，麻黄汤一份，混合成二升，分二次服。调养护理方法同前。

26条：服桂枝汤，大汗出后，大烦渴不解，脉洪大者，白虎加人参汤主之。

太阳中风证，服了桂枝汤后，汗出得很多，病人出现心烦口渴很厉害、饮水不能缓解、脉象洪大的，这是邪传阳明，热盛而津伤，用白虎加人参汤主治。

白虎加人参汤方：知母六两、石膏一斤（打碎，用布包）、甘草二两（炙）、粳米六合、人参三两，以上五味药，加水一斗煎煮，待粳米煮熟，去掉药渣，每次温服一升，一天服三次。

27条：太阳病，发热恶寒，热多寒少，脉微弱者，此无阳也，不可发汗，宜桂枝二越婢一汤。

太阳病，发热怕冷，发热的时间长，怕冷的时间短，如果病人脉象微弱的，这是阳气虚弱，不能用发汗法治疗，可用桂枝二越婢一汤治疗。

桂枝二越婢一汤方：桂枝（去皮）、芍药、麻黄（去节）、甘草（炙）各十八铢，大枣（剖开）四枚，生姜（切片）一两二铢，石膏（打碎，用布包）二十四铢，以上七味药，用水五升，先加入麻黄，煮开一二沸，除去浮在上面的白沫，再加入其他药物，煎煮成二升，去掉药渣，每次温服一升。旧本说：应当是将越婢汤、桂枝汤的煎剂混合，每次温服一升。现将二方混合成一方，取桂枝汤二份药量，越婢汤一份药量。

28条：服桂枝汤，或下之，仍头项强痛，翕翕发热，无汗，心下满微痛，小便不利者，桂枝去桂加茯苓白术汤主之。

服了桂枝汤，或使用了泻下法后，病人仍然头痛，项部拘急不柔和，像皮毛盖身上一样发热，无汗，胃脘部胀满，微感疼痛，小便不通畅的，用桂枝去桂加茯苓白术汤主治。

桂枝去桂加茯苓白术汤方：芍药三两、甘草二两（炙），生姜（切片）、白术、茯苓各三两，大枣（剖开）十二枚，以上六味药，用水八升，煎煮成三升，去掉药渣，每次温服一升，服药后小便通畅的就可痊愈。旧本说：现用桂枝汤去掉桂枝，加入茯苓、白术。

29条：伤寒，脉浮，自汗出，小便数，心烦，微恶寒，脚挛急，反与桂枝欲攻其表，此误也。得之便厥，咽中干，烦躁，吐逆者，作甘草干姜汤与之，以复其阳；若厥愈足温者，更作芍药甘草汤与之，其脚即伸；若胃气不和，谵语者，少与调胃承气汤；若重发汗，复加烧针者，四逆汤主之。

伤寒病，症见脉浮、自汗出、小便频数、心烦、轻微怕冷、两小腿肚拘急疼痛、难以屈伸的，是太阳中风兼阳虚阴亏证，治当扶阳解表，反而单用桂枝汤来解表，这是错误的治法。服药后就出现了四肢冰冷，咽喉干燥、烦躁不安、呕吐等症状，是误治导致阴阳两虚。治疗应该先给予甘草干姜汤，来复阳气，如果服了甘草干姜汤后四肢厥冷转愈而见两腿温暖的，说明阳气已复。然后，再给予芍药甘草汤来复阴，阴液恢复，病人两小腿肚拘急疼痛解除，两腿即可自由伸展。假如误汗伤津，致肠胃燥实而气机不调和，出现谵言妄语等见症的，可以用少量调胃承气汤治疗。如果反复发汗，再加上用烧针强迫发汗，汗多亡阳，导致少阴阳衰的，应当用四逆汤主治。

甘草干姜汤方：甘草（炙）四两、干姜（炮）二两，以上二味药，用水三升，煎至一升五合，去掉药渣，分二次温服。

芍药甘草汤方：白芍、甘草（炙）各四两，以上二味药，加水三升煎煮，煮至一升五合，去掉药渣，分二次温服。

调胃承气汤方：大黄四两（去皮，用陈米酒洗）、甘草二两（炙）、芒硝半升，以上三味药，用水三升，先加入大黄、甘草，煎煮成一升，去掉药渣，再加入芒硝，然后放在火上稍煮至开即成，每次温服少量。

四逆汤方：甘草二两（炙）、干姜一两半、附子一枚（用生的，去皮，破成八片），以上三味药，用水三升，煎煮成一升二合，去掉药渣，分两次温服。身体强壮的人可以用大的附子一枚，干姜三两。

30条：问曰：证象阳旦，按法治之而增剧，厥逆，咽中干，两胫拘急而谵语。师曰：言夜半手足当温，两脚当伸。后如师言，何以知此?答曰：寸口脉浮而大，浮为风，大为虚，风则生微热，虚则两胫挛，病形象桂枝，因加附子参其间，增桂令汗出，附子温经，亡阳故也。厥逆，咽中干，烦躁，阳明内结，谵语烦乱，更饮甘草干姜汤。夜半阳气还，两足当热，胫尚微拘急，重与芍药甘草汤，尔乃胫伸。以承气汤微溏，则止其谵语，故知病可愈。

问：病人的症状像桂枝汤证，按照桂枝汤证的治法进行治疗，结果反而使病情加剧，出现四肢冰冷、咽喉干燥、两小腿肌肉拘急疼痛，甚至出现谵语等症，老师预测到了病人半夜手足应当温暖，两腿应当舒展，后来病情发展果然如老师说的那样，怎么知道会这样呢?老师答：病人寸口脉浮而大，浮是感受风邪，大是虚的表现，感受风邪就会产生轻微发热，正气虚弱就会出现两小腿肌肉拘挛疼痛。症状虽然很像桂枝汤证，其实不是桂枝汤证，而是太阳中风兼阴阳两虚证。因此，在治疗上必须用桂枝汤加附子以温经发汗。但是医生却反而单用桂枝汤发汗，导致汗出亡阳，并兼阴液亏虚，从而出现四肢冰冷、咽喉干燥、烦躁等症状。治疗先给予甘草干姜汤，服药后阳气于半夜恢复，两腿就由厥冷转温暖，而两小腿肌肉拘挛疼痛尚未解除，于是再给予芍药甘草汤，服药后，阴液得复，则两脚就能自由伸展了。如果误汗伤阴，导致阳明燥屎内结，就会出现谵语、心中烦乱不安等症，应当用承气汤攻下里实，服药后大便微见溏泻的，为燥屎得去，谵语等症就会停止，疾病即可以痊愈。

辨太阳病脉证并治（中）

31条：太阳病，项背强几几，无汗恶风，葛根汤主之。

太阳病，项背部拘紧不柔和，俯仰不能自如，无汗畏风的，用葛根汤主治。

葛根汤方：葛根四两、麻黄（去节）三两、桂枝（去皮）二两、生姜（切片）三两、甘草（蜜炙）二两、芍药二两、大枣（剖开）十二枚，以上七味药，用水一斗，先加入麻黄、葛根煎煮，煮去水分二升，除去上面的白沫，再加入其它药物，煎煮成三升，去掉药渣，每次温服一升。服药后盖衣被，取暖保温以助发汗，使之微微汗出。调养护理方法及禁忌同桂枝汤，其它汤剂煎服法都可以依照此方。

32条：太阳与阳明合病者，必自下利，葛根汤主之。

太阳与阳明两经同时感受外邪而发病，症见发热、畏寒、头痛无汗等表证，又见腹泻的，用葛根汤主治。

33条：太阳与阳明合病，不下利，但呕者，葛根加半夏汤主之。

太阳与阳明两经同时感受外邪而发病，症见发热、畏寒、头痛、无汗等表证，又见呕吐而不腹泻，用葛根加半夏汤主治。

葛根加半夏汤方：葛根四两、麻黄（去节）三两、炙甘草二两、芍药二两、桂枝（去皮）二两、生姜（切片）二两、半夏（用水洗）半升、大枣（剖开）十二枚，以上八味药，用水一斗，先加入麻黄、葛根煎煮，煮去二升水分，除去上面的白沫，再加入其它药物，煎煮成三升，去掉药渣，每次温服一升。服药后盖衣被取暖保温，以获得微微汗出。

34条：太阳病，桂枝证，医反下之，利遂不止。脉促者，表未解也，喘而汗出者，葛根黄芩黄连汤主之。

太阳病，证属桂枝汤证，本当用汗法，医生却反而用下法，导致腹泻不止，脉象急促、短促的，是表证尚未解除的表现，如果出现气喘、汗出等内热证的，用葛根黄芩黄连汤主治。

葛根黄芩黄连汤方：葛根半斤、甘草（炙）二两、黄芩三两、黄连三两，以上四味药，用水八升，先加入葛根煎煮，煮去二升水分，再加入其他药物，煎煮成二升，去掉药渣，分二次温服。

35条：太阳病，头痛发热，身疼腰痛，骨节疼痛，恶风，无汗而喘者，麻黄汤主之。

太阳病，头痛、发热、身体疼痛，腰痛，关节疼痛，怕风，无汗而气喘，脉浮紧的，属太阳伤寒证，用麻黄汤主治。

麻黄汤方：麻黄（去节）三两、桂枝（去皮）二两、炙甘草一两、杏仁（去掉皮尖）七十个，以上四味药，用水九升，先加入麻黄煎煮，煮去二升水分，除去上面的白沫，再加入其他药物，煎煮成二升半，去掉药渣，每次温服八合。服药后，盖衣被，取暖保温，以获得微微汗出。药后不须喝热稀粥，其它调养护理方法均同桂枝汤。

36条：太阳与阳明合病，喘而胸满者，不可下，宜麻黄汤。

太阳与阳明同时感受外邪而发病，出现气喘而胸部胀闷的，表明表邪郁闭较甚，病情偏重于表，不可攻下，宜用麻黄汤发汗解表。

37条：太阳病，十日已去，脉浮细而嗜卧者，外已解也。设胸满胁痛者，与小柴胡汤，脉但浮者，与麻黄汤。

太阳表证，已经过了十天，如果脉象由浮紧转浮细，总想睡眠的，是表证已经解除的征象；如果出现胸胁满闷疼痛的，是病转少阳，可用小柴胡汤治疗；如果仅见脉浮等表证的，是病仍在太阳，可用麻黄汤治疗。

小柴胡汤方：柴胡半斤，黄芩、人参、甘草（炙）、生姜（切片）各三两，大枣（剖开）十二枚，半夏半升，用水洗，以上七味药，用水一斗二升，煎煮至六升，去掉药渣，取药液再煎煮至三升，每次温服一升，一日服三次。

38条：太阳中风，脉浮紧，发热恶寒，身疼痛，不汗出而烦躁者，大青龙汤主之。若脉微弱，汗出恶风者，不可服之。服之则厥逆，筋惕肉瞤，此为逆也。

太阳病感受风邪，脉象浮紧，发热，怕冷，身体疼痛，周身无汗，心中烦躁不安的，是太阳伤寒兼有郁热证，用大青龙汤主治。如果脉象微弱、汗出怕风的，属于表里俱虚证，不能服大青龙汤。如果误服，就会大汗亡阳，出现四肢冰冷，全身筋肉跳动，这就是误治的变证。

大青龙汤方：麻黄（去节）六两、桂枝二两（去皮）、炙甘草二两、杏仁（去掉皮尖）四十枚、生姜（切片）三两、大枣十枚（剖开）、石膏鸡蛋大一块（打碎），以上七味药，用水九升，先加入麻黄煎煮，煮去二升水分，除去上面的白沫，再加入其它药物煎煮成三升，去掉药渣，每次温服一升，以获得微微汗出。如果服药后汗出过多的，用米粉炒温外扑以止汗。如果服一遍药汗出的，可以停服第二、第三遍药，倘若继续服用，就会出汗太多，阳气外亡，导致阳虚，出现怕风、烦躁不安、失眠等证。

39.伤寒，脉浮缓，身不疼但重，乍有轻时，无少阴证者，大青龙汤发之。

外感风寒之邪，症见脉象浮缓，身体不疼痛，仅感沉重，偶有减轻，如果有发热、畏寒、无汗、烦躁等主证，而又无少阴阳衰阴盛征象的，可以用大青龙汤发汗解表兼以清里。

40条：伤寒，表不解，心下有水气，干呕，发热而咳，或渴，或利，或噎，或小便不利、少腹满，或喘者，小青龙汤主之。

外感病，太阳表证未解，而又水饮停聚，出现发热，怕冷，咳嗽，干呕，或见口渴，或见腹泻，或见咽喉梗塞不畅，或见小便不通畅、小腹部胀满，或见气喘的，用小青龙汤主治。

小青龙汤方：麻黄（去节）、芍药、细辛、干姜、甘草（炙）、桂枝（去皮）各三两，五味子半升、半夏（用水洗）半升，以上八味药，用水一斗，先加入麻黄煎煮，煮去二升水分，除去上面的白沫，再加入其它药物，煎煮成三升，去掉药渣，每次温服一升。如果口渴的，去半夏，加栝蒌根三两；如果轻微腹泻的，去麻黄，加荛花如鸡蛋大一团，炒成红色；如果咽喉有梗塞不畅感觉的，去麻黄，加炮附子一枚；如果小便不通畅，小腹部胀满的，去麻黄加茯苓四两；如果气喘的，去麻黄加杏仁半升（去掉其皮尖）。但是荛花不能治腹泻，麻黄主治气喘，而以上加减法正好与此相反，因此，怀疑不是仲景的原意。

41条：伤寒，心下有水气，咳而微喘，发热不渴。服汤已，渴者，此寒去欲解也。小青龙汤主之。

外感病，表证未解，水饮停聚，症见咳嗽、气喘、发热、畏寒、口不渴的，可用小青龙汤主治。如果服小青龙汤后口渴的，是外寒得去，内饮得化，病情将要解除的征象。

42条：太阳病，外证未解，脉浮弱者，当以汗解，宜桂枝汤。

太阳病，表证没有解除，发热、畏寒、头痛等症仍在，而见脉浮弱的，应当用解肌发汗法治疗，适宜用桂枝汤。

43条：太阳病，下之微喘者，表未解故也，桂枝加厚朴杏子汤主之。

太阳表证，误用攻下法，表证未除，而又出现轻度气喘的，这是由于表邪郁闭、内迫于肺的缘故，用桂枝加厚朴杏子汤主治。

桂枝加厚朴杏子汤方：桂枝三两（去皮）、炙甘草二两、生姜三两（切片）、芍药三两、大枣（剖开）十二枚、厚朴二两（炙，去皮）、杏仁（去皮尖）五十枚，以上七味药，加水七升，用小火煎煮成三升，去掉药渣，每次温服一升。服药后覆盖衣被取暖保温，以获得微微汗出。

44条：太阳病，外证未解，不可下也，下之为逆。欲解外者，宜桂枝汤。

太阳病，表证没有解除的，不可使用攻下法。如果使用攻下法，就违背了治疗规律，属于误治。如果要解除表邪，适宜用桂枝汤治疗。

45条：太阳病，先发汗，不解，而复下之，脉浮者不愈，浮为在外，而反下之，故令不愈。今脉浮，故在外，当须解外则愈，宜桂枝汤。

太阳病，先使用发汗法而表证不解，却反而用泻下的治法，如果下后脉象仍浮的，是疾病还没有痊愈。这是因为，脉浮主病在表，应用汗法以解表散邪，却反而用泻下法治疗，所以不能治愈。

现在虽经误下，但脉象仍浮，所以可以推断邪未内陷，其病仍在表，应当解表才能治愈，适宜用桂枝汤治疗。

46条：太阳病，脉浮紧，无汗，发热，身疼痛，八九日不解，表证仍在，此当发其汗。服药已微除，其人发烦，目瞑，剧者必衄，衄乃解。所以然者，阳气重故也。麻黄汤主之。

太阳病，脉象浮紧，无汗、发热，身体疼痛，病情迁延八九天而不除，表证症候仍然存在的，仍应当用发汗法治疗，可用麻黄汤主治。服了麻黄汤以后，病人病情已稍微减轻，出现心中烦躁、闭目懒睁的症状，严重的会出现鼻衄，衄血后，邪气得以外泄，其病才能解除。之所以出现这种情况，是因为邪气郁滞太甚的缘故。

47条：太阳病，脉浮紧，发热，身无汗，自衄者愈。

太阳表证，脉象浮紧，发热，不出汗，如果自行出现衄血的，邪气因衄血而外泄，疾病就可痊愈。

48条：二阳并病，太阳初得病时，发其汗，汗先出不彻，因转属阳明，续自微汗出，不恶寒。若太阳病证不罢者，不可下，下之为逆，如此可小发汗。设面色缘缘正赤者，阳气怫郁在表，当解之熏之。若发汗不彻，不足言，阳气怫郁不得越，当汗不汗，其人躁烦，不知痛处，乍在腹中，乍在四肢，按之不可得，其人短气，但坐以汗出不彻故也，更发汗则愈。何以知汗出不彻？以脉涩故知也。

太阳与阳明并病，是在太阳病初起的时候，因发汗太轻，汗出不透彻，邪未尽解，内迫于里，邪气由太阳转属阳明，于是出现微微汗出，不怕冷的症状。如果二阳并病而太阳表证未解的，不能同发汗法治疗，误用攻下，就会引起变证，这种情况可以用轻微发汗法治疗。如果病人出现满面通红的，这是邪气郁滞在肌表，应当用发汗法及熏蒸法治疗。如果太阳病发汗太轻，汗出不透，本应当汗出却不能汗出，邪热郁滞而不能外泄，病人就会出现烦躁不安，短气，全身难受，不可名状，不知痛处，一时腹中疼痛，一时四肢疼痛，触按不到确切疼痛的部位，这都是汗出不透彻、邪气郁滞所致，应当再行发汗，汗解邪散，就可以治愈。怎么知道是汗出不透彻导致的呢?是因为病人脉象涩，为邪气郁滞在表之象，所以知道是汗出不透彻导致的。

49条：脉浮数者，法当汗出而愈，若下之，身重，心悸者，不可发汗，当自汗出乃解。所以然者，尺中脉微，此里虚，须表里实，津液自和，便自汗出愈。

脉象浮数，为病在表，照理应当用发汗法治疗，汗解邪散，则疾病自可痊愈。如果反而用泻下法治疗，误下损伤在里的阳气，出现身体沉重、心慌的，不能再用发汗法治疗。此时，应扶正补虚，使正气充实，津液自和，就能自然汗出而病愈。之所以这样，是因为病人尺部脉象微细，这是里虚的征象，所以必须通过治疗，待表里正气充盛，津液自和，便能自然汗出而病愈。

50条：脉浮紧者，法当身疼痛，宜以汗解之。假令尺中迟者，不可发汗。何以知然?以荣气不足，血少故也。

脉象浮紧的，是太阳伤寒证的脉象，照理应当出现身体疼痛等太阳伤寒见证，宜用发汗法来解表祛邪。如果尺部脉迟的，则不能发汗。为什么呢?因为迟脉主营气不足、阴血虚少，发汗会更伤营血，引起变证。

51条：脉浮者，病在表，可发汗，宜麻黄汤。

脉象浮的，主病在表，可用发汗法治疗，如见发热、畏寒、身疼痛、无汗等太阳伤寒见证的，适宜用麻黄汤。

52条：脉浮而数者，可发汗，宜麻黄汤。

脉象浮而数的，主病在表，可用发汗法治疗，如见发热、畏寒、头身疼痛、无汗等太阳伤寒见证的，适宜用麻黄汤。

53条：病常自汗出者，此为荣气和，荣气和者，外不谐，以卫气不共荣气谐和故尔。以荣行脉中，卫行脉外。复发其汗，荣卫和则愈，宜桂枝汤。

病人经常自汗出，这是卫气不能外固，营阴不能内守，以致营卫失调的缘故。因为营行于脉中，卫行于脉外，卫主卫外，营主营养内守，营卫相互协调方能健康无病。因此，必须使用发汗的方法，使不相协调的营卫重趋调和，则病可痊愈，适宜用桂枝汤。

54条：病人藏无他病，时发热自汗出而不愈者，此卫气不和也，先其时发汗则愈，宜桂枝汤。

病人内脏没有其他的疾病，时而发热，自汗出而不能痊愈的，这是卫气不和，不能卫外为固的缘故。可在病人发热汗出之前，用桂枝汤发汗，使营卫重趋调和，则病可愈。

55条：伤寒，脉浮紧，不发汗，因致衄者，麻黄汤主之。

太阳伤寒证，脉象浮紧，未使用发汗法治疗，而出现衄血，衄血后表证仍未解的，可以用麻黄汤主治。

56条：伤寒，不大便六七日，头痛有热者，与承气汤。其小便清者，知不在里，仍在表也，当须发汗。若头痛者，必衄，宜桂枝汤。

外感病，大便六七天不解，头痛发热，如果小便黄赤的，是阳明里热结实，可用承气汤泄其在里的实热；如果小便清白的，是内无邪热，病不在里，仍然在表，应当用发汗法治疗，可用桂枝汤。如果头痛发热等症持续不解，表示表邪郁滞较甚，可能会出现衄血症。

57条：伤寒，发汗已解，半日许复烦，脉浮数者，可更发汗，宜桂枝汤。

太阳伤寒证，使用了发汗法后，病症已经解除。过了半天，病人又出现发热，脉象浮数等表证的，可以再发汗，适合用桂枝汤。

58条：凡病，若发汗，若吐，若下，若亡血、亡津液，阴阳自和者，必自愈。

凡是疾病，用发汗法，或涌吐法，或泻下法治疗，而致耗血、伤津液的，如果阴阳能够自趋调和的，就一定能够痊愈。

59条：大下之后，复发汗，小便不利者，亡津液故也。勿治之，得小便利，必自愈。

用峻泻药攻下后，又再发汗，出现小便短少的，这是误汗下后损伤津液的缘故，不能用通利小便的方法治疗。待其津液恢复而小便通畅，就一定会自然痊愈。

60条：下之后，复发汗，必振寒，脉微细。所以然者，以内外俱虚故也。

泻下之后，又行发汗，出现畏寒战栗、脉象微细的，这是误下复汗，导致阴阳俱虚的缘故。

61条：下之后，复发汗，昼日烦躁不得眠，夜而安静，不呕，不渴，无表证，脉沉微，身无大热者，干姜附子汤主之。

误用泻下之后，又误发其汗，致肾阳虚弱，病人出现白天烦躁、不能安静睡眠，夜晚精神萎靡昏昏欲睡而不烦躁，不作呕，无口渴，没有表证，脉象沉微，身有微热的，用干姜附子汤主治。

干姜附子汤方：干姜一两、生附子一枚（去皮，切八片），以上二味药，用水三升，煎煮成一升，去掉药渣，一次服下。

62条：发汗后，身疼痛，脉沉迟者，桂枝加芍药生姜各一两人参三两新加汤主之。

发汗以后，出现身体疼痛、脉象沉迟的，是发汗太过，营气损伤，用桂枝加芍药生姜各一两人参三两新加汤主治。

桂枝加芍药生姜各一两人参三两新加汤方：桂枝三两（去皮）、芍药四两、甘草二两（炙）、人参三两、大枣十二枚（剖开）、生姜四两，以上六味药，用水一斗二升，煎煮成三升，去掉药渣，每次温服一升。旧本说：现用桂枝汤加芍药、生姜、人参。

63条：发汗后，不可更行桂枝汤，汗出而喘，无大热者，可与麻黄杏仁甘草石膏汤。

发汗以后，出现汗出、气喘，而畏寒，头痛等表证已无的，为热邪壅肺所致，不能再用桂枝汤，可以用麻黄杏仁甘草石膏汤治疗。

麻黄杏仁甘草石膏汤方：麻黄（去节）四两、杏仁（去皮尖）五十个、甘草（炙）二两、石膏半斤（打碎，用布包），以上四味药，用水七升，先加入麻黄煎煮，煮去二升水分，除去上面的白沫，再加入其他各药，煎煮成二升，去掉药渣，每次温服一升。旧本说：服一黄耳杯（古代饮具，容量一升）。

64条：发汗过多，其人叉手自冒心，心下悸，欲得按者，桂枝甘草汤主之。

发汗太甚，汗出太多，致心阳虚弱，病人出现双手交叉覆盖心胸部位，心慌不宁，须用手按捺方感舒适的，用桂枝甘草汤主治。

桂枝甘草汤方：桂枝四两（去皮），甘草二两（炙），以上二味药，用水三升，煎煮成一升，去掉药渣，一次服下。

65条：发汗后，其人脐下悸者，欲作奔豚，茯苓桂枝甘草大枣汤主之。

发了汗以后，病人出现脐下跳动不宁，好像奔豚将要发作的征象，用茯苓桂枝甘草大枣汤主治。

茯苓桂枝甘草大枣汤方：茯苓半斤、桂枝（去皮）四两、炙甘草二两、大枣（剖开）十五枚，以上四味药，用甘澜水一斗，先加入茯苓煎煮，煮去二升水分，再加入其它药物，煎煮成三升，去掉药渣，每次温服一次，一日服三次。制作甘澜水的方法：用水二斗，倒入大盆内，用杓扬盆内的水，直至水面上出现无数水珠，即可取来使用。

66条：发汗后，腹胀满者，厚朴生姜半夏甘草人参汤主之。

发了汗以后，致脾虚气滞，出现腹部胀满的，用厚朴生姜半夏甘草人参汤主治。

厚朴生姜半夏甘草人参汤方：厚朴半斤（炙，去皮）、生姜（切片）半斤、半夏（用水洗）半升、甘草（炙）二两、人参一两，以上五味药，用水一斗，煎煮成三升，去掉药渣，每次温服一升，一日服三次。

67条：伤寒，若吐、若下后，心下逆满，气上冲胸，起则头眩，脉沉紧，发汗则动经，身为振振摇者，茯苓桂枝白术甘草汤主之。

外感病，经过涌吐，或泻下以后，出现胃脘部胀满不适，气逆上冲胸膈，起立时就感头昏目眩，脉象沉紧的，用茯苓桂枝白术甘草汤主治。如果误用发汗法治疗，就会耗伤经脉之气，出现身体振颤摇晃、站立不稳的变证。

茯苓桂枝白术甘草汤方：茯苓四两、桂枝（去皮）三两，白术、炙甘草各二两，以上四味药，用水六升，煎煮成三升，去掉药渣，分三次温服。

68条：发汗病不解，反恶寒者，虚故也，芍药甘草附子汤主之。

使用发汗法，病还没有解除，反而出现畏寒、脉沉微细等症状，这是正气不足、阴阳两虚的缘故，用芍药甘草附子汤主治。

芍药甘草附子汤方：芍药、甘草（炙）各三两，炮附子一枚（去皮，破成八片），以上三味药，用水五升，煎煮成一升五合，去掉药渣，分三次温服。

69条：发汗，若下之，病仍不解，烦躁者，茯苓四逆汤主之。

经用发汗，或泻下以后，病仍然不解除，出现烦躁不安、恶寒、肢冷、腹泻、脉沉微细等见症的，用茯苓四逆汤主治。

茯苓四逆汤方：茯苓四两、人参一两、生附子一枚（去皮，破成八片）、甘草（炙）二两、干姜一两半，以上五味药，用水五升，煎煮成三升，去掉药渣，每次温服七合，每日服三次。

70条：发汗后，恶寒者，虚故也；不恶寒，但热者，实也，当和胃气，与调胃承气汤。

发汗以后，怕冷的，这是正气虚弱的缘故；不怕冷，只有发热等症状的，是邪气盛实的表现，应当泻实和胃，可给予调胃承气汤治疗。

调胃承气汤方：芒硝半升、甘草（炙）二两、大黄四两（去皮，用陈米酒洗），以上三味药，用水三升，先加入大黄、甘草煮成一升，去掉药渣，然后加入芒硝，再煮一二滚即成，一次服下。

71条：太阳病，发汗后，大汗出，胃中干，烦躁不得眠，欲得饮水者，少少与饮之，令胃气和则愈。若脉浮，小便不利，微热，消渴者，五苓散主之。

太阳表证，使用发汗法，汗出很多，损伤津液，致胃中津液不足，出现烦躁不安、不能安静睡眠，口干想要喝水的，可以给予少量的水，使胃津恢复，胃气调和，就可痊愈。如果出现脉象浮、轻微发热、怕冷、小便不通畅、口干饮水而不止，是太阳蓄水症，用五苓散主治。

五苓散方：猪苓（去皮）十八铢、泽泻一两六铢、白术十八铢、茯苓十八铢、桂枝（去皮）半两，以上五味药，捣成极细末，作成散剂，每次用米汤冲服一方寸匕(古代量具，为边长一寸的方形药匙)，一天服三次。并要多喝温开水，让病人出汗，就可痊愈。调养护理方法同常。

72条：发汗已，脉浮数，烦渴者，五苓散主之。

发过汗以后，出现脉象浮数、发热、心烦、口渴、小便不通畅的，用五苓散主治。

73条：伤寒，汗出而渴者，五苓散主之。不渴者，茯苓甘草汤主之。

外感病，发热汗出而又口渴的，用五苓散主治；口不渴，并见四肢冷、心悸等症的，用茯苓甘草汤主治。

茯苓甘草汤方：茯苓二两、桂枝（去皮）二两、甘草（炙）一两、生姜（切片）三两，以上四味药，用水四升，煎煮成二升，去掉药渣，分成三次温服。

74条：中风发热，六七日不解而烦，有表里证，渴欲饮水，水入则吐者，名曰水逆，五苓散主之。

太阳中风证，经过六七天而不解除，既有发热、畏寒、头痛等表证，又有心烦、小便不利等里证，如果出现口渴想喝水，一喝水即呕吐，这就叫水逆，用五苓散主治。

75条：未持脉时，病人手叉自冒心，师因教试令咳，而不咳者，此必两耳聋无闻也。所以然者，以重发汗，虚故如此。发汗后，饮水多必喘，以水灌之亦喘。

在诊脉前，看到病人双手交叉复盖于心胸部位，假如医生叫病人咳嗽，而病人却无反应的，这一定是病人耳聋的缘故。之所以这样，是因为重复发汗，损伤心肾阳气所致。发过汗以后，饮冷水太多，冷饮伤肺，势必会引起气喘；用冷水洗浴，寒邪内迫，也会出现气喘。

76条：发汗后，水药不得入口为逆，若更发汗，必吐下不止。发汗吐下后，虚烦不得眠，若剧者，必反复颠倒，心中懊憹，栀子豉汤主之；若少气者，栀子甘草豉汤主之；若呕者，栀子生姜豉汤主之。

发汗以后，出现服药即吐，水药不能下咽的，这是误治的变证。如果再进行发汗，一定会出现呕吐、腹泻不止的见症。发汗、或涌吐，或泻下以后，无形邪热内扰，出现心烦不能安眠，严重的，就会出现心中烦闷尤甚，翻来覆去，不可名状，用栀子豉汤主治。如果出现气少不足以息的，用栀子甘草豉汤主治；如果出现呕吐的，用栀子生姜豉汤主治。

栀子豉汤方：栀子十四枚（剖开）、香豉四合（用布包），以上二味药，用水四升，先加入栀子煎煮至二升半，再加入豆豉，煎煮成一升半，去掉药渣，分两次服。如果温服一次，出现呕吐的，停服剩余之药。

栀子甘草豉汤方：栀子十四枚（剖开）、甘草二两（炙）、香豉四合（用布包），以上三味药，先加入栀子、甘草煎煮，煮至二升半，再加入豆豉煎煮成一升半，去掉药渣，分两次服。如果温服一次，出现呕吐的，停止服剩余的药。

栀子生姜豉汤：栀子（剖开）十四枚、生姜（切片）五两、香豉四合（用布包），以上三味药，用水四升，先加入栀子、生姜煎煮至二升半，再加入豆豉共煎煮成一升半，去掉药渣，分两次服。如果温服一次，出现呕吐的，停止服剩余的药。

77条：发汗若下之，而烦热胸中窒者，栀子豉汤主之。

经过发汗，或泻下以后，出现心胸烦热不适，胸中烦闷窒塞不舒的，是热郁胸膈、气机阻滞，用栀子豉汤主治。

78条：伤寒五六日，大下之后，身热不去，心中结痛者，未欲解也，栀子豉汤主之。

外感病，得了五六天，用峻泻药攻下后，身热不去，胃脘部支结疼痛的，是热郁胸膈，气机郁结不畅，其病尚未解除，用栀子豉汤主治。

79条：伤寒下后，心烦腹满，卧起不安者，栀子厚朴汤主之。

外感病，使用泻下药以后，出现心烦不宁、腹部胀闷、坐卧不安的，是热郁胸膈、气滞于腹，用栀子厚朴汤主治。

栀子厚朴汤方：栀子（剖开）十四枚、厚朴（炙，去皮）四两、枳实（用水浸泡，炙成黄色）四枚，以上三味药，加水三升半，煎煮成一升半，去掉药渣，分两次服。如果温服一次，出现呕吐的，停服剩下的药。

80条：伤寒，医以丸药大下之，身热不去，微烦者，栀子干姜汤主之。

太阳伤寒证，医生误用泻下丸药峻猛攻下，出现身热不退，轻度心烦不安，并见腹满痛便溏等中寒证的，用栀子干姜汤主治。

栀子干姜汤：栀子十四枚、干姜二两，以上二味药，加水三升半，煎煮成一升半，去掉药渣，分两次服。如果温服一次后，出现呕吐的，停服剩下的药。

81条：凡用栀子汤，病人旧微溏者，不可与服之。

凡是使用栀子豉汤，如果病人平素有大便稀溏的，应禁止使用。

82条：太阳病发汗，汗出不解，其人仍发热，心下悸，头眩，身瞤动，振振欲擗地者，真武汤主之。

太阳病，经发汗，汗出而病不解除，病人仍然发热，心慌，头目昏眩，全身肌肉跳动，身体振颤摇晃，站立不稳，像要跌倒，这是肾阳虚弱，水饮泛滥所致，用真武汤主治。

真武汤方：茯苓、芍药、生姜（切片）各三两，白术二两，炮附子一枚（去皮，破成八片），以上五味药，加水八升，煎煮成三升，去掉药渣，每次温服七合，一天服三次。

83条：咽喉干燥者，不可发汗。

咽喉干燥的病人，多阴液不足，不能用发汗法治疗。

84条：淋家，不可发汗，汗出必便血。

久患淋病的病人，多阴虚下焦有热，不能用发汗法。如果误用发汗，就会引起尿血的变证。

85条：疮家，虽身疼痛，不可发汗，发汗则痉。

久患疮疡的病人，多气血两亏，虽有身疼痛等表证，也不能用发汗法。如果误用发汗，使气血更伤，就会出现颈项强急，角弓反张的痉病。

86条：衄家，不可发汗，汗出必额上陷，脉急紧，直视不能眴，不得眠。

久患衄血的病人，多阴虚火旺，不能用发汗法。如果误发其汗，就会出现额部两旁凹陷处的动脉拘急、两眼直视、眼球不能转动、不能睡眠的变证。

87条：亡血家，不可发汗，发汗则寒栗而振。

患出血疾患经常出血的病人，多气血亏虚，不能用发汗法治疗。如果误用发汗，就会出现畏寒战栗的变证。

88条：汗家，重发汗，必恍惚心乱，小便已阴疼，与禹余粮丸。

平素爱出汗的病人，多属阳虚不固，不能用发汗法。汗本出而又再发其汗，就会形成心神恍惚、心中烦乱不安、小便后尿道疼痛的变证，用禹余粮丸治疗。

89条：病人有寒，复发汗，胃中冷，必吐蚘。

病人素有内寒，不能用发汗法。如果反发其汗，就会使胃中虚寒更甚，出现吐蛔的症状。

90条：本发汗，而复下之，此为逆也；若先发汗，治不为逆。本先下之，而反汗之，为逆；若先下之，治不为逆。

本应先用发汗法治疗表证，然后再用泻下法治疗里证，却反先用泻下法治疗里证，这是错误的治疗原则；如果先用发汗法治疗表证，就是正确的治疗原则。本应先用攻下法治疗里证，然后用发汗法治疗表证，却反先用发汗法治疗表证，这是错误的治疗原则；如果先用泻下法治疗里证，就是正确的治疗原则。

91条：伤寒，医下之，续得下利，清谷不止，身疼痛者，急当救里；后身疼痛，清便自调者，急当救表。救里宜四逆汤，救表宜桂枝汤。

太阳伤寒证，本应用发汗法治疗，医生却反而使用泻下法，致脾肾阳衰，出现腹泻完谷不化，泻下不止，虽有身体疼痛等表证存在，也应当急以治疗里证。经治疗后，里证解除，大便转正常，身体疼痛仍未去的，再治疗表证。治疗里证用四逆汤，治疗表证用桂枝汤。

92条：病发热头痛，脉反沉，若不差，身体疼痛，当救其里，宜四逆汤。

病人有发热、头痛等表证，脉象反而见沉的，如果使用温经解表法治疗而不痊愈，反而增加身体疼痛的见证，就应当从里证论治，用四逆汤方。

93条：太阳病，先下而不愈，因复发汗，以此表里俱虚，其人因致冒，冒家汗出自愈。所以然者，汗出表和故也，里未和，然后复下之。

太阳表证，先使用泻下法治疗而没有痊愈，再用发汗法治疗，因而导致内外俱虚，出现昏冒的症状。昏冒的病人如果正能胜邪，得到汗出，汗解邪散，就可以自行痊愈。之所以这样，是因为汗出邪散表气得以调和的缘故。如果里气尚未调和，然后再用泻下法治其里。

94条：太阳病未解，脉阴阳俱停，必先振栗，汗出而解。但阳脉微者，先汗出而解；但阴脉微者，下之而解。若欲下之，宜调胃承气汤。

太阳表证没有解除，如果出现畏寒战栗，并见尺部寸部的脉象皆沉伏不显，继之高热汗出而病解的，这就是战汗证。此时，如果先触摸到寸部脉微微搏动的，主病在表，应当先发汗解表，则病可解。如果先触摸到尺部脉微微搏动的，主病在里，用泻下法则病可愈。如果要用泻下法，适宜用调胃承气汤。

95条：太阳病，发热汗出者，此为荣弱卫强，故使汗出，欲救邪风者，宜桂枝汤。

太阳表证，发热汗出的，这是卫气浮盛于外与邪相争，卫外失固，营阴不能内守所致，治疗宜驱风散邪，适宜用桂枝汤。

96条：伤寒五六日，中风，往来寒热，胸胁苦满，嘿嘿不欲饮食，心烦喜呕，或胸中烦而不呕，或渴，或腹中痛，或胁下痞硬，或心下悸、小便不利，或不渴、身有微热，或咳者，小柴胡汤主之。

外感风寒之邪，经过五六天，出现发热怕冷交替出现，胸胁满闷不舒，表情沉默，不思饮食，心中烦躁，总想呕吐，或者出现胸中烦闷而不作呕，或者口渴，或者腹中疼痛，或者胁下痞胀硬结，或者心慌、小便不通畅，或者口不渴，身体稍有发热，或者咳嗽的，为邪入少阳，用小柴胡汤主治。

小柴胡汤方：柴胡半斤、黄芩三两、人参三两、半夏半斤（用水洗）、甘草（炙）三两、生姜三两、大枣（剖开）十二枚，以上七味药，加水一斗二升，煮至六升，去掉药渣，再煎煮成三升，每次温服一升，一日服三次。如果出现胸中烦闷而不作呕的，方中去半夏、人参，加瓜蒌实一枚；如果出现口渴的，去半夏，加人参一两半，与以上用量相合为四两半，并加瓜蒌根四两；如果出现腹中疼痛的，去黄芩，加芍药三两；如果出现胁下痞胀硬结的，去大枣，加牡蛎四两；如果出现心慌、小便不通畅的，去黄芩，加茯苓四两；如果出现口不渴、体表稍有发热的，去人参，加桂枝三两，服药后覆盖衣被，取暖保温让病人微微汗出，就可痊愈；如果出现咳嗽的，去人参、大枣、生姜，加五味子半升、干姜二两。

97条：血弱气尽，腠理开，邪气因入，与正气相搏，结于胁下。正邪分争，往来寒热，休作有时，嘿嘿不欲饮食，藏府相连，其痛必下，邪高痛下，故使呕也，小柴胡汤主之。服柴胡汤已，渴者属阳明，以法治之。

气血虚弱，腠理开豁，邪气得以乘虚而入，与正气相搏结，留居在少阳经，正气与邪气相争，所以出现发热畏寒交替而作，发作与停止均有其时；由于胆气内郁，影响脾胃，所以表情沉默、不思饮食；脏与腑相互关联，肝木乘脾土，所以出现腹痛。邪气在胆在上，疼痛在腹在下，这就叫邪高痛下。胆热犯胃，所以出现呕吐，当用小柴胡汤主治。服了小柴胡汤后，出现口渴欲饮等阳明见证的，表示病已转属阳明，必须按阳明的治法进行治疗。

98条：得病六七日，脉迟浮弱，恶风寒，手足温，医二三下之，不能食，而胁下满痛，面目及身黄，颈项强，小便难者，与柴胡汤，后必下重。本渴，饮水而呕者，柴胡汤不中与也，食谷者哕。

得病六七天，脉象迟而浮弱，畏风寒，手足温暖，是太阴虚寒兼表证未解，医生却屡次攻下，致脾阳虚弱，寒湿内郁，出现不能进食，胁下满闷疼痛，目睛、面部及全身发黄，颈项拘急不舒，小便解出困难。如果误予柴胡汤治疗，一定会重伤脾胃而出现泄利后重的症状。如果本来有口渴，饮水即作呕的，是脾虚水饮内停所致，柴胡汤也不能使用。如果误投柴胡汤，就会导致中气衰败，出现进食后就呃逆的变证。

99条：伤寒四五日，身热恶风，颈项强，胁下满，手足温而渴者，小柴胡汤主之。

外感病，经过四五天，身体发热，怕风，颈项拘急不舒，胁下胀满，手足温暖而又口渴的，属三阳合病之证，用小柴胡汤主治。

100条：伤寒，阳脉涩，阴脉弦，法当腹中急痛，先与小建中汤，不差者，小柴胡汤主之。

外感病，脉象浮取见涩、沉取见弦的，为中虚而少阳邪乘，应当出现腹中拘急疼痛，治疗应先给予小建中汤以温中健脾、调补气血，用药后少阳证仍不解的，再用小柴胡汤和解少阳。

小建中汤方：桂枝（去皮）三两、甘草（炙）二两、大枣十二枚（剖开）、芍药六两、生姜（切片）三两、胶饴一升，以上六味药，用水七升，先加入前五味药煎煮成三升，去掉药渣，再加入饴糖，然后放在小火上将饴糖溶化，每次温服一升，一日服三次，平素经常呕吐的人，不适宜用小建中汤，因为小建中汤味甜的缘故。

101条：伤寒中风，有柴胡证，但见一证便是，不必悉具。凡柴胡汤病证而下之，若柴胡证不罢者，复与柴胡汤，必蒸蒸而振，却复发热汗出而解。

外感寒邪或风邪，有柴胡汤证的征候，只要见到一两个主证的，就可以确诊为柴胡汤证，不需要所有的征候都具备。凡是柴胡汤证而用攻下的，如果柴胡汤证仍然存在的，可以仍给予柴胡汤进行治疗。服药后，正气借助药力与邪相争，一定会出现畏寒战栗，然后高热汗出而病解的战汗现象。

102条：伤寒二三日，心中悸而烦者，小建中汤主之。

患外感病二三天，心中悸动不宁、烦躁不安的，用小建中汤主治。

103条：太阳病，过经十余日，反二三下之，后四五日，柴胡证仍在者，先与小柴胡。呕不止，心下急，郁郁微烦者，为未解也，与大柴胡汤，下之则愈。

太阳病，邪传少阳十多天，医生反而多次攻下，又经过四五天，如果柴胡证仍然存在的，可先给予小柴胡汤治疗。如果出现呕吐不止，上腹部拘急疼痛，心中郁闷烦躁的，是少阳兼阳明里实，病情未能解除，用大柴胡汤攻下里实，就可痊愈。

大柴胡汤方：柴胡半斤、黄芩三两、芍药三两、半夏（用水洗）半升、生姜（切片）五两、枳实（炙）四枚、大枣（剖开）十二枚，以上七味药，用水一斗二升，煎煮至六升，去掉药渣，再煎煮成三升，每次温服一升，一日服三次。另一方加大黄二两，如果不加，恐怕不是大柴胡汤。

104条：伤寒十三日，不解，胸胁满而呕，日晡所发潮热，已而微利，此本柴胡证，下之以不得利，今反利者，知医以丸药下之，此非其治也。潮热者，实也。先宜服小柴胡汤以解外，后以柴胡加芒硝汤主之。

外感病，经过十三天不解除，胸胁满闷而呕吐，午后发潮热，接着出现轻微腹泻，这本来是大柴胡汤证，应当用大柴胡汤攻下，医生却反而用峻下的丸药攻下，这是错误的治法。结果导致实邪未去而正气损伤，出现潮热、腹泻等症。潮热，是内有实邪的见证，治疗应当先服小柴胡汤以解除少阳之邪，然后用柴胡加芒硝汤主治。

柴胡加芒硝汤方：柴胡二两十六铢、黄芩一两、人参一两、炙甘草一两、生姜（切片）一两、半夏二十铢（旧本为五枚，用水洗）、大枣（剖开）四枚、芒硝二两，以上八味药，以水四升，先加入前七味药煎煮成二升，去掉药渣，再加入芒硝，煮至稍开，分两次温服。服药后大便不解的，可继续服。

105条：伤寒十三日，过经谵语者，以有热也，当以汤下之。若小便利者，大便当硬，而反下利，脉调和者，知医以丸药下之，非其治也。若自下利者，脉当微厥；今反和者，此为内实也。调胃承气汤主之。

外感病，经过十三天，邪传阳明而见谵语的，是胃肠有实热的缘故，应当用汤药攻下。如果小便通利的，大便应当坚硬，现却反而出现腹泻、脉象实大，可以断定这是医生误用丸药攻下所致，属错误的治法。假如不是误治而是邪传三阴的腹泻，脉象应当微细，四肢应冷，现脉象反而实大，是内有实邪的标志，说明是医生误用丸药攻下，其大便虽通而实邪未去，应当用调胃承气汤主治。

106条：太阳病不解，热结膀胱，其人如狂，血自下，下者愈。其外不解者，尚未可攻，当先解其外；外解已，但少腹急结者，乃可攻之，宜桃核承气汤。

太阳表证没有解除，邪热内入与瘀血互结于下焦膀胱部位，出现有似发狂、少腹拘急硬痛等症状，如果病人能自行下血的，就可痊愈。如果表证还没有解除的，尚不能攻里，应当先解表，待表证解除后，只有小腹拘急硬痛等里证的，才能攻里，适宜用桃核承气汤。

桃核承气汤方：桃仁五十个（去皮尖）、大黄四两、桂枝二两（去皮）、甘草二两（炙）、芒硝二两，以上五味药，用水七升，先加入前三味药煎煮成二升半，去掉药渣，再加入芒硝，然后放在火上，微微煮开后离火，每次饭前温服五合，一日服三次。服药后应当出现轻度腹泻。

107条：伤寒八九日，下之，胸满烦惊，小便不利，谵语，一身尽重，不可转侧者，柴胡加龙骨牡蛎汤主之。

外感病八九天，误用攻下，出现胸部满闷、烦躁惊惕不安、小便不通畅，谵语、全身沉重、不能转侧的，用柴胡加龙骨牡蛎汤主治。

柴胡加龙骨牡蛎汤方：柴胡四两，龙骨、黄芩、生姜（切片）、铅丹、人参、桂枝（去皮）、茯苓各一两半，半夏二合半（用水洗），大黄二两，牡蛎一两半，大枣（剖开）六枚，以上十二味药，将大黄切成围棋子大小，余药用水八升，煎煮成四升，然后加入大黄，再煮一二沸，去掉药渣，每次温服一升。旧本说：现用柴胡汤加入龙骨等药。

108条：伤寒，腹满谵语，寸口脉浮而紧，此肝乘脾也，名曰纵，刺期门。

外感病，腹部胀满，谵语，寸口脉浮而紧，这是肝木克伐脾土的征象，名叫纵，用针刺期门的方法进行治疗。

109条：伤寒发热，啬啬恶寒，大渴欲饮水，其腹必满，自汗出，小便利，其病欲解，此肝乘肺也，名曰横，刺期门。

外感病，发热，畏缩怕冷，口甚渴，想要喝水，腹部胀满，这是肝木反克肺金的表现，名叫横，当用针刺期门法治疗。

110条：太阳病二日，反躁，凡熨其背而大汗出，大热入胃，胃中水竭，躁烦，必发谵语；十余日，振栗，自下利者，此为欲解也。故其从腰以下不得汗，欲小便不得，反呕，欲失溲，足下恶风，大便硬，小便当数，今反不数及不多；大便已，头卓然而痛，其人足心必热，谷气下流故也。

太阳病第二天，病人出现烦躁不安，医生反而用热熨疗法来熨病人的背部，导致汗出很多，火热之邪乘虚内入于胃，胃中津液枯竭，于是出现躁扰不宁、谵语，病经十多天，如果病人出现全身颤抖、腹泻的，这是正能胜邪，疾病将要解除。如果火攻后病人腰以下部位不出汗，反见呕吐，足底下感觉冰凉，大便干硬，小便本应当频数，但反而不频数而量少，想解又解不出，解大便后，头猛然疼痛，并感觉脚心发热，这是水谷之气向下流动的缘故。

111条：太阳病中风，以火劫发汗，邪风被火热，血气流溢，失其常度。两阳相熏灼，其身发黄，阳盛则欲衄，阴虚小便难，阴阳俱虚竭，身体则枯燥。但头汗出，剂颈而还，腹满微喘，口干咽烂，或不大便。久则谵语，甚者至哕，手足躁扰，捻衣摸床，小便利者，其人可治。

太阳中风证，用火法强迫发汗，风邪被火热所迫，血气运行失去正常规律，风与火相互熏灼，影响肝胆疏泄失常，病人身体就会发黄，阳热亢盛，迫血上出就会出现衄血，热邪灼津，阴液亏虚就会出现小便短少。气血亏乏，不能滋润周身，就会出现身体枯燥、仅头部出汗、到颈部为止。阳盛而阴亏，则腹部胀满，微微气喘，口干咽喉溃烂，或者大便不通，时间久了就会出现谵语，严重的会出现呃逆、手足躁扰不宁、捻衣摸床等征象，如果小便尚通畅，示津液犹存，病人还可救治。

112条：伤寒脉浮，医以火迫劫之，亡阳必惊狂，卧起不安者，桂枝去芍药加蜀漆牡蛎龙骨救逆汤主之。

太阳伤寒证，脉象浮，本应当发汗解表，医生却用火治法强迫发汗，导致心阳外亡、神气浮越，出现惊恐狂乱、坐卧不安的，用桂枝去芍药加蜀漆牡蛎龙骨救逆汤主治。

桂枝去芍药加蜀漆牡蛎龙骨救逆汤方：桂枝（去皮）三两、炙甘草二两、生姜（切片）三两、大枣（剖开）十二枚、炒牡蛎五两、蜀漆（用水洗去腥味）三两、龙骨四两，以上七味药，用水一斗二升，先加入蜀漆煎煮，煮去二升水分，再加入其它药物，煎煮成三升，去掉药渣，每次温服一升。旧本说：现用桂枝汤去芍药，加蜀漆、牡蛎、龙骨。

113条：形作伤寒，其脉不弦紧而弱。弱者必渴，被火必谵语。弱者发热脉浮，解之当汗出愈。

病的表现像太阳伤寒证，但脉搏不弦紧反而弱，并且出现口渴，这是温病而不是太阳伤寒证。如果误用火攻，火邪内迫，就一定会出现谵语等变证。温病初起脉弱，一般并见发热脉浮，用辛凉发汗解表法治疗，汗出邪散，则疾病可愈。

114条：太阳病，以火熏之，不得汗，其人必躁。到经不解，必清血，名为火邪。

太阳表证，用火熏法强使发汗而汗不出，火邪内攻，邪热内扰，病人必烦躁不安，如果病至第七天，邪气在太阳经当行尽，病当痊愈而仍不痊愈的，就一定会出现大便下血的变证。由于这是误火所致，所以叫做火邪。

115条：脉浮热甚，而反灸之，此为实。实以虚治，因火而动，必咽燥吐血。

脉象浮，发热甚，这是太阳表实证，当用发汗解表法治疗，却反用温灸法治疗，这是把实证当作虚证来治疗，火邪内攻，耗血伤阴，一定会出现咽喉干燥、吐血的变证。

116条：微数之脉，慎不可灸。因火为邪，则为烦逆，追虚逐实，血散脉中，火气虽微，内攻有力，焦骨伤筋，血难复也。脉浮，宜以汗解，用火灸之，邪无从出，因火而盛，病从腰以下，必重而痹，名火逆也。欲自解者，必当先烦，烦乃有汗而解，何以知之?脉浮，故知汗出解。

病人脉象微数，属阴虚内热，千万不可用灸法治疗，如果误用温灸，就成为火邪，火邪内迫，邪热内扰，就会出现烦乱不安的变证。阴血本虚反用灸法，使阴更伤；热本属实，用火法更增里热，血液流散于脉中，运行失其常度，灸火虽然微弱，但内攻非常有力，耗伤津液，损伤筋骨，血液难以恢复。脉象浮，主病在表，当用发汗解表法治疗，如果用灸法治疗，表邪不能从汗解，邪热反而因火治法而更加炽盛，出现从腰以下沉重而麻痹，这就叫火逆。如果病将自行痊愈的，一定会先出现心烦不安，而后汗出病解。根据什么知道的呢?因为脉浮，浮主正气浮盛于外，所以能知道汗出而病解。

117条：烧针令其汗，针处被寒，核起而赤者，必发奔豚。气从少腹上冲心者，灸其核上各一壮，与桂枝加桂汤，更加桂二两也。

用烧针的方法强使病人出汗，致心阳损伤、下寒上逆，一定会发作奔豚，出现气从少腹上冲心胸、时作时止的症状。同时，由于针刺的部位被寒邪侵袭，肿起红包块。在治疗上，可内服汤药，用桂枝加桂汤；外用灸法，在肿起的包块上各灸一艾柱。

桂枝加桂汤方：桂枝（去皮）五两、芍药三两、生姜（切片）三两、甘草（炙）二两、大枣（剖开）十二枚，以上五味药，加水七升，煎煮成三升，去掉药渣，每次温服一升。旧本说：现用桂枝汤加桂枝达到五两，加桂枝的原因，是因为桂枝能降奔豚气。

118条：火逆下之，因烧针烦躁者，桂枝甘草龙骨牡蛎汤主之。

误用火攻而又行攻下，因火攻发汗致心阳损伤，出现烦躁不安的，用桂枝甘草龙骨牡蛎汤主治。

桂枝甘草龙骨牡蛎汤方：桂枝（去皮）一两、甘草（炙）二两、牡蛎（炒）二两、龙骨二两，以上四味药，用水五升，煎煮成二升半，去掉药渣，每次温服八合，每日服三次。

119条：太阳伤寒者，加温针，必惊也。

太阳伤寒证，如果用温针进行治疗，往往会导致惊惕不安的变证。

120条：太阳病，当恶寒发热，今自汗出，反不恶寒发热，关上脉细数者，以医吐之过也。一二日吐之者，腹中饥，口不能食；三四日吐之者，不喜糜粥，欲食冷食，朝食暮吐。以医吐之所致也，此为小逆。

太阳表证，应当有畏寒发热的症状，现病人出现自汗，反而不见畏寒发热，关脉细数，这是医生误用吐法所引起的变证。在得病一二天误用吐法的，就会出现腹中饥饿，却不能食；得病三四天误吐的，就会出现不喜欢吃稀粥，想吃冷的食物，早晨吃进的东西，晚上就吐出来。这是医生误用吐法所致的变证，其病变尚轻，所以叫做“小逆”。

121条：太阳病吐之，但太阳病当恶寒，今反不恶寒，不欲近衣，此为吐之内烦也。

太阳表证，应当有畏寒的见症，治疗当用汗法以解表，现却使用吐法，吐后病人反而出现不怕冷、不想穿衣服的，这是误用吐法所致的内热的变证。

122条：病人脉数，数为热，当消谷引食，而反吐者，此以发汗，令阳气微，膈气虚，脉乃数也。数为客热。不能消谷，以胃中虚冷，故吐也。

病人脉象数，脉数一般为邪热所致，热能消化水谷，应当出现能食的症状，却反而出现不能食而呕吐的，这是发汗不当，导致阳气衰微，胃阳虚躁，因而出现脉数。这种脉数是假热的表现，不能消化水谷，所以不能食；因为胃中本虚冷、虚气上逆，所以出现呕吐。

123条：太阳病，过经十余日，心下温温欲吐，而胸中痛，大便反溏，腹微满，郁郁微烦，先此时自极吐下者，与调胃承气汤。若不尔者，不可与。但欲呕，胸中痛，微溏者，此非柴胡汤证，以呕，故知极吐下也。

太阳病，病传阳明已经十余天，病人胃脘部烦闷不适，泛泛欲呕，胸部疼痛，大便反而稀溏，腹部微有胀满，心中郁闷烦躁，如果是误用峻猛涌吐或泻下药所致的，可用调胃承气汤治疗；如果不是吐下所致的，就不能用调胃承气汤。此证虽有只想呕吐，胸部疼痛，大便稍溏泄的症状，但不是柴胡汤证。因为病人泛泛想吐，所以可以推知是峻吐峻下所致的。

124条：太阳病六七日，表证仍在，脉微而沉，反不结胸，其人发狂者，以热在下焦，少腹当硬满，小便自利者，下血乃愈。所以然者，以太阳随经，瘀热在里故也，抵当汤主之。

太阳病，经六七天，表证仍然存在，脉象沉滞不起，没有结胸的见症，神志发狂的，这是邪热与瘀血互结于下焦的缘故，当有小腹部坚硬胀满、小便通畅等症，攻下瘀血就可痊愈。之所以出现这种情况，是因为太阳之邪随经入里，邪热与瘀血互结于下焦的缘故，用抵当汤主治。

抵当汤方：水蛭（炒）、虻虫（去翅足，炒）各三十个，桃仁二十个（去皮尖），大黄三两（用酒洗），以上四味药，用水五升，煎煮成三升，去掉药渣，每次温服一升，服药后不下血的，可以继续服。

125条：太阳病，身黄，脉沉结，少腹硬，小便不利者，为无血也。小便自利，其人如狂者，血证谛也，抵当汤主之。

太阳病，症见皮肤发黄，脉象沉结，小腹坚硬，如果小便不通畅的，则不是蓄血证，而是湿热发黄证；如果小便通畅，并有狂乱征兆的，则是蓄血发黄证无疑，用抵当汤主治。

126条：伤寒有热，少腹满，应小便不利，今反利者，为有血也。当下之，不可余药，宜抵当丸。

外感病，发热，小腹部胀满，如果水饮内蓄的，应当小便不通畅，现小便反而通畅的，是下焦蓄血证，应当攻下瘀血，不可用其它药物，适宜用抵当丸。

抵当丸方：水蛭（炒）二十个、虻虫（炒，去翅足）二十个、炒桃仁（去皮尖）二十五个、大黄三两，以上四味药，共捣成细末，分作成四个药丸，用水一升，取一个丸药煎煮，煮至七合，连药渣一起服下。服后24小时应当下血，如果不下血的，可以再服。

127条：太阳病，小便利者，以饮水多，必心下悸；小便少者，必苦里急也。

太阳病，因为饮水过多，致水饮内停，如果小便通利的，是水停中焦，一定会出现心悸不宁的见症；如果小便短少不通畅的，是水停下焦，一定会出现小腹部胀满急迫不舒的症状。

辨太阳病脉证并治（下）

128条：问曰：病有结胸，有脏结，其状何如?答曰：按之痛，寸脉浮，关脉沉，名曰结胸也。

问：病症有结胸，有脏结，它们的表现怎么样?答：胸脘部按之疼痛，寸部脉象浮，关部脉象沉，这就叫结胸。

129条：何谓脏结?答曰：如结胸状，饮食如故，时时下利，寸脉浮，关脉小细沉紧，名曰脏结，舌上白苔滑者，难治。

什么叫脏结?答：症候表现与结胸相似，但饮食如常，经常腹泻，寸部脉浮，关部脉细小沉紧，苔白滑的，这就叫脏结，是难治之证。

130条：脏结无阳证，不往来寒热，其人反静，舌上苔滑者，不可攻也。

脏结没有阳热证症候表现，不发往来寒热，病人不烦躁而安静，舌苔滑，不能用泻下法治疗。

131条：病发于阳而反下之，热入因作结胸；病发于阴而反下之，因作痞也。所以成结胸者，以下之太早故也。结胸者，项亦强，如柔痉状，下之则和，宜大陷胸丸。

疾病在表却反而用攻下的方法治疗，邪热内入与水饮相结，因而形成结胸证。之所以形成结胸，是因为攻下太早的缘故。疾病在里，内无实邪，却反而用攻下法治疗，致胃虚气逆，所以形成痞证。有结胸证的表现，如果出现项部拘急不柔和，与柔痉的症状相似的，用攻下的方法治疗就可痊愈，适宜用大陷胸丸。

大陷胸丸方：大黄半斤、葶苈子半升（炒）、芒硝半升、杏仁半升（去皮尖，炒黑），以上四味药，先将大黄、葶苈子捣细筛末，再加入杏仁、芒硝，共研如膏脂，用水调和作成约弹子大小药丸。另外将甘遂捣成细末，用白蜜二合，水二升，加入上药丸一粒及甘遂末一钱匕共煮，煮至二升，一次温服下。服药后，经过一晚上，应该腹泻，如果不腹泻，可以继续服，直至出现腹泻为度。服药禁忌同《药法》。

132条：结胸证，其脉浮大者，不可下，下之则死。

结胸证，脉象浮大的，不能用攻下法治疗，如果攻下，就会导致病人死亡。

133条：结胸证悉具，烦躁者亦死。

结胸证的症状全部具备，如果出现躁扰不宁的，多属死候。

134条：太阳病，脉浮而动数，浮则为风，数则为热，动则为痛，数则为虚。头痛发热，微盗汗出，而反恶寒者，表未解也。医反下之，动数变迟，膈内拒痛，胃中空虚，客气动膈，短气躁烦，心中懊憹，阳气内陷，心下因硬，则为结胸，大陷胸汤主之。若不结胸，但头汗出，余处无汗，剂颈而还，小便不利，身必发黄。

太阳病，脉象浮而动数，脉浮主风邪在表，数主有热，动脉主痛，数又主虚，症见头痛发热，轻微盗汗，反而怕冷，这是太阳表证未解。本应从表论治，医生反而用攻下的方法治疗，由于胃中空虚而无实邪，误下后邪气内陷，邪热与水饮相结于胸膈，所以出现脉动数变迟，胸胁心下疼痛拒按，短气，烦躁不安，这样就形成了结胸证，用大陷胸汤主治。如果不形成结胸，只见头部汗出，到颈部为止，其它部位不出汗，小便不通畅，身体发黄的，则是湿热郁蒸发黄证。

大陷胸汤方：大黄（去皮）一两、芒硝一升、甘遂一钱匕，以上三味药，用水六升，先煮大黄至二升，去掉药渣，再加入芒硝煮一、二开，然后再加进甘遂末，每次温服一升。服药后很快腹泻的，停服后药。

135条：伤寒六七日，结胸热实，脉沉而紧，心下痛，按之石硬者，大陷胸汤主之。

外感病六七天，形成热实结胸证，脉象沉而紧，胸脘部疼痛，触按象石头一样坚硬的，用大陷胸汤主治。

136条：伤寒十余日，热结在里，复往来寒热者，与大柴胡汤；但结胸，无大热者，此为水结在胸胁也，但头微汗出者，大陷胸汤主之。

外感病十多天，邪热内结在里，又出现发热畏寒交替往来的，治用大柴胡汤。只有结胸证的表现，体表没有高热的，这是水与热互结在胸胁，如果头上轻微汗出，而全身无汗的，用大陷胸汤主治。

137条：太阳病，重发汗而复下之，不大便五六日，舌上燥而渴，日晡所小有潮热。从心下至少腹硬满而痛不可近者，大陷胸汤主之。

太阳表证，反复发汗而又行攻下，出现五六天不解大便，舌上干燥，口渴，午后微有潮热，从剑突下一直到少腹部坚硬胀满疼痛，不能用手触摸的，用大陷胸汤主治。

138条：小结胸病，正在心下，按之则痛，脉浮滑者，小陷胸汤主之。

小结胸病的症状，是正当胃脘部位，用手触按感觉疼痛，脉象浮滑的，用小陷胸汤主治。

小陷胸汤方：黄连一两、半夏半升（用水洗）、瓜蒌实大的一枚，以上三味药，用水六升，先加入瓜蒌，煮至三升，去掉药渣，再加入其他药共煎煮成二升，去掉药渣，分三次服温。

139条：太阳病二三日，不能卧，但欲起，心下必结，脉微弱者，此本有寒分也。反下之，若利止，必作结胸；未止者，四日复下之，此作协热利也。

太阳病得了二、三天，不能平卧，只想坐起，胃脘部痞结胀硬，脉象微弱的，这是素有寒饮结聚在里的缘故，却反而用攻下法治疗，因而形成腹泻。如果腹泻停止的，就会形成结胸；如果腹泻不停止，到第四天又再攻下，就会引起胁热利。

140条：太阳病下之，其脉促，不结胸者，此为欲解也；脉浮者，必结胸；脉紧者，必咽痛；脉弦者，必两胁拘急；脉细数者，头痛未止；脉沉紧者，必欲呕；脉沉滑者，协热利；脉浮滑者，必下血。

太阳表证，误用攻下，如果脉象急促，不形成结胸的，是疾病将要解除的征象；如果脉象浮的，一定形成结胸；如果脉象紧的，一定会咽痛；脉弦的，一定会两胁拘急；脉象细数的，就会头痛不停止；脉象沉紧的，一定会作呕；脉象沉滑的，一定会出现协热下利；脉象浮滑的，一定会出现大便下血。

141条：病在阳，应以汗解之，反以冷水潠之，若灌之，其热被劫，不得去，弥更益烦，肉上粟起，意欲饮水，反不渴者，服文蛤散；若不差者，与五苓散。寒实结胸，无热证者，与三物白散。

病在表，应用发汗法解表祛邪，却反而用冷水喷洒浇洗来退热，热邪被水饮郁遏不能解除，使热更甚，怕冷，皮肤上起鸡皮疙瘩，想喝水，但又不很口渴的，可给予文蛤散治疗。如果服药后仍不好的，可以用五苓散治疗。寒实结胸，有结胸主证，没有热证症候表现的，可用三物白散治疗。

文蛤散方：文蛤五两，上一味药，研成细末作成散剂，用开水五合冲服，每次服一方寸匕。

白散方：桔梗三分、巴豆一分（去皮尖，炒黑，研如膏脂）、贝母一分，以上三味药，先将桔梗、贝母研细成散，再加入巴豆，在药臼中杵成细末，用米汤冲服，强壮的人每次服半钱匕，瘦弱的人减量服用，服药后，如果病在胸膈以上的，一定会出现呕吐，病在胸膈以下的一定腹泻。如果服药后未发生腹泻的，可饮热粥一杯，以助药力；如果腹泻过度而不停止的，可饮冷粥一杯，以抑制药性。身体发热、畏寒、皮肤起鸡皮疙瘩而不解除，想拿衣服覆盖身上，医生如果用冷水喷洒、浇洗，更使邪热郁闭而不能外散，本应当汗出却不能汗出，所以出现烦热更甚。假如已经汗出，而腹中疼痛，可用芍药三两，煎服药方法同上。

142条：太阳与少阳并病，头项强痛，或眩冒，时如结胸，心下痞硬者，当刺大椎第一间、肺俞、肝俞，慎不可发汗；发汗则谵语，脉弦，五日谵语不止，当刺期门。

太阳与少阳两经并病，出现头痛项强，或者眩晕昏冒，时而心下痞塞硬结、如结胸状的，应当针刺大椎、肺俞、肝俞，千万不能发汗。误用发汗就会出现谵语、脉弦，如果经过五天，仍然谵语不停止的，应当针刺期门，以泄其邪。

143条：妇人中风，发热恶寒，经水适来，得之七八日，热除而脉迟身凉，胸胁下满，如结胸状，谵语者，此为热入血室也。当刺期门，随其实而泻之。

妇女外感风邪，症见发热畏寒，适逢月经来潮，经过七八天，发热退而身体凉，脉象变迟，胸胁下满闷疼痛，好像结胸一样，谵语的，这是热入血室，应当针刺期门穴，以泄其实邪。

144条：妇人中风七八日，续得寒热，发作有时，经水适断者，此为热入血室。其血必结，故使如疟状，发作有时，小柴胡汤主之。

妇人外感风邪，经过七八天，出现了发热怕冷定时发作的见症，月经恰在这时中止，这是热入血室。因为邪热内入血室与血相结，所以发热怕冷定时发作，好像疟疾一样，用小柴胡汤主治。

145条：妇人伤寒，发热，经水适来，昼日明了，暮则谵语，如见鬼状者，此为热入血室，无犯胃气及上二焦，必自愈。

妇人外感寒邪，症见发热、畏寒等表证，正逢月经到来，病人白天神志清楚，夜晚谵语如见鬼神的，这是热入血室，不可用汗吐下法损伤胃气及上二焦，每可热退身和而自愈。

146条：伤寒六七日，发热，微恶寒，支节烦疼，微呕，心下支结，外证未去者，柴胡桂枝汤主之。

外感病六七天，发热，微微怕冷，四肢关节疼痛，微微作呕，胸脘部满闷如物支撑结聚，表证还未解除的，用柴胡桂枝汤主治。

柴胡桂枝汤方：桂枝一两半（去皮）、黄芩一两半、人参一两半、甘草一两（炙）、半夏二合半、芍药一两半、大枣六枚（剖开）、生姜一两半（切片）、柴胡四两，以上九味药，用水七升，煎煮成三升，去掉药渣，每次温服一升。旧本说：用人参汤（疑指桂枝汤加人参——编者注）加半夏、柴胡、黄芩，取人参一半的量，煎服方法同桂枝汤，又同柴胡汤。

147条：伤寒五六日，已发汗而复下之，胸胁满，微结，小便不利，渴而不呕，但头汗出，往来寒热，心烦者，此为未解也，柴胡桂枝干姜汤主之。

外感病五六天，已经发汗又用泻下，出现胸胁满闷微有硬结，口渴，不呕，头部出汗，发热畏寒交替而作，心中烦躁不安的，这是病没有解除，用柴胡桂枝干姜汤主治。

柴胡桂枝干姜汤方：柴胡半斤、桂枝（去皮）三两、干姜三两、瓜蒌根四两、黄芩三两、牡蛎（炒）二两、甘草（炙）二两，以上七味药，用水一斗二升，煎煮至六升，去掉药渣，再煎煮成三升，每次温服一升，每日服三次。服第一次药后可出现轻度心烦，服第二次药后汗出就会痊愈。

人迎：穴在颔下，颈部两侧，迎前显见之处，饮食吞咽，如人事之送迎，故名之。系足阳明胃经与足少阳胆经之会穴。有宽胸定喘，散结清热之功。

148条：伤寒五六日，头汗出，微恶寒，手足冷，心下满，口不欲食，大便硬，脉细者，此为阳微结，必有表，复有里也。脉沉，亦在里也。汗出为阳微，假令纯阴结，不得复有外证，悉入在里，此为半在里半在外也。脉虽沉紧，不得为少阴病，所以然者，阴不得有汗，今头汗出，故知非少阴也，可与小柴胡汤。设不了了者，得屎而解。

外感病五六天，头部出汗，微感畏寒，手足冷，脘腹部胀满，口中不想吃东西，大便坚硬，脉象沉紧而细，这是阳微结证，必然既有表证又有里证。脉沉，主病在里，汗出是阳微结的表现。假如是纯阴结证，病邪应完全入里，不应该再有表证，而此证是半在里半在表，表证仍然存在。脉虽然沉紧，却不是少阴病，因为阴证不应该有汗出，现有头部汗出，所以知道不是少阴病。可以用小柴胡汤治疗。假如服小柴胡汤后仍然不爽快的，可微通其大便，大便一通，即可痊愈。

149条：伤寒五六日，呕而发热者，柴胡汤证具，而以他药下之，柴胡证仍在者，复与柴胡汤。此虽已下之，不为逆，必蒸蒸而振，却发热汗出而解。若心下满而硬痛者，此为结胸也，大陷胸汤主之。但满而不痛者，此为痞，柴胡不中与之，宜半夏泻心汤。

外感病五六天，呕吐而发热的，则柴胡汤证已经具备，本应用柴胡汤治疗，却用其他药攻下，误下后如果柴胡证仍然存在的，可以再给予柴胡汤治疗。这虽然误用攻下，但尚未形成变证。由于误下正气受损，所以服小柴胡汤后，一定会出现先振振畏寒，继之蒸蒸发热，随之汗出而病解的战汗现象。如果误下后邪气内陷，与水饮相结，出现心下坚硬胀满疼痛的，这是结胸，用大陷胸汤主治。

如果误下损伤胃气，胃虚气逆，气结心下，出现胃脘胀满而不疼痛的，这是痞证，不能用柴胡汤治疗，适宜用半夏泻心汤。

半夏泻心汤方：半夏半升（用水洗），黄芩、干姜、人参、甘草（炙）各三两，黄连一两、大枣（剖开）十二枚，以上七味药，加水一斗，煎煮至六升，去掉药渣，再煎煮成三升，每次温服一升，每日服三次。

150条：太阳少阳并病，而反下之，成结胸，心下硬，下利不止，水浆不下，其人心烦。

太阳与少阳并病，反而用攻下治疗，形成结胸，出现心下硬结，腹泻不止，汤水不能下咽，烦躁不安。

151条：脉浮而紧，而复下之，紧反入里，则作痞。按之自濡，但气痞耳。

脉浮而紧，是太阳伤寒证之脉，应发汗解表，却反而用攻下法治疗，致表邪入里，因而形成痞证。因是无形气机痞塞所致，所以按之柔软不痛。

152条：太阳中风，下利，呕逆，表解者，乃可攻之。其人漐漐汗出，发作有时，头痛，心下痞硬满，引胁下痛，干呕短气，汗出，不恶寒者，此表解里未和也。十枣汤主之。

太阳中风，表证未解，又见下利，呕逆等水饮证，证属表里同病，治当先解表，表证解后，才能攻逐在里的水饮。如果见微微出汗，定时而发，头痛，胸脘部痞结胀硬，牵引胸胁疼痛，干呕、短气、汗出不怕冷的，这是表证已解，而水饮停聚胸胁，用十枣汤主治。

十枣汤方：芫花（炒）、甘遂、大戟，以上三味药，各取等分，分别捣细混合成散，用水一升半，先加入肥大的大枣十个，煎煮至八合，去渣，再加入上药药末服用，强壮的人服一钱匕，瘦弱的人服半钱匕，在清晨温服。服药后如果泻下太少，病不解除的，第二天可以增加半钱匕药量继续服用。服药后迅速出现腹泻的，用稀粥调养。

153条：太阳病，医发汗，遂发热恶寒，因复下之，心下痞，表里俱虚，阴阳气并竭，无阳则阴独。复加烧针，因胸烦，面色青黄，肤瞤者，难治。今色微黄，手足温者，易愈。

太阳病，医生使用发汗法治疗，汗后仍然发热畏寒，于是又用攻下法治疗，误汗伤表，误下伤里，致表里正气均虚，阴阳之气同时虚竭，表证已无而独有里证，故见心下痞满。医者再用烧针法治疗，致脏气大伤，出现心胸烦躁不安，面色青黄，筋肉跳动的，为难治之候；如果面色微黄、手足温暖的，示胃气尚存，较容易治愈。

154条：心下痞，按之濡，其脉关上浮者，大黄黄连泻心汤主之。

胃脘部痞满，按之柔软，关部脉浮的，用大黄黄连泻心汤主治。

大黄黄连泻心汤方：大黄二两、黄连一两，以上二味药，用沸开水二升，浸泡一会儿，绞汁，去掉药渣，分两次温服。

155条：心下痞，而复恶寒汗出者，附子泻心汤主之。

胃脘部痞满，而又畏寒汗出的，用附子泻心汤主治。

附子泻心汤方：大黄二两、黄连一两、黄芩一两、炮附子一枚（去皮，破开，另煎取汁），以上四味药，将前三味药切细，用滚沸开水二升浸泡一会儿，挤压取汁，去掉药渣，再加入附子汁，分两次温服。

156条：本以下之，故心下痞，与泻心汤；痞不解，其人渴而口燥，烦，小便不利者，五苓散主之。

本来因为误下，形成胃脘部痞满，给予泻心汤治疗，痞满却不消除，并见口干燥、心烦、小便不通畅，这是水饮内蓄所致，用五苓散主治。

157条：伤寒汗出，解之后，胃中不和，心下痞硬，干噫食臭，胁下有水气，腹中雷鸣，下利者，生姜泻心汤主之。

伤寒表证，经用发汗，汗出表证已解，而胃气损伤，胃中不和，水食停滞，出现胃脘部痞满硬结，嗳气有食物腐臭气味，肠鸣较甚，腹泻的，用生姜泻心汤主治。

生姜泻心汤方：生姜（切片）四两、甘草（炙）三两、人参三两、干姜一两、黄芩三两、半夏（用水洗）半升、黄连一两、大枣（剖开）十二枚，以上八味药，加水一斗，煮至六升，去掉药渣，再煎煮成三升，每次温服一升，一日服三次。旧本说：附子泻心汤，即用大黄黄连泻心汤加附子。半夏泻心汤与甘草泻心汤，药物组成相同而名称不同。生姜泻心汤是用理中人参黄芩汤去桂枝、白术，加黄连，并用泻肝之法。

158条：伤寒中风，医反下之，其人下利，日数十行，谷不化，腹中雷鸣，心下痞硬而满，干呕，心烦不得安。医见心下痞，谓病不尽，复下之，其痞益甚。此非结热，但以胃中虚，客气上逆，故使硬也，甘草泻心汤主之。

太阳伤寒或中风证，本应发汗解表，医生反而用攻下法，损伤脾胃，导致病人一日腹泻数十次，泻下不消化食物，肠鸣厉害，胃脘部痞满硬结，干呕，心中烦躁不安，医生见胃部痞硬，认为是邪热内结，病邪未尽，又行攻下，致痞胀更甚。这种情况不是邪热内结，而是中气虚弱，浊气上逆，气结心下，所以胃脘部痞硬，用甘草泻心汤主治。

甘草泻心汤方：甘草（炙）四两、黄芩三两、干姜三两、半夏半升（用水洗）、大枣（剖开）十二枚、黄连一两、人参三两，以上七味药，加水一斗，煮至六升，去掉药渣，再煎煮成三升，每次温服一升，一日服三次。

159条：伤寒，服汤药，下利不止，心下痞硬。服泻心汤已，复以他药下之，利不止。医以理中与之，利益甚。理中者，理中焦，此利在下焦，赤石脂禹余粮汤主之。复不止者，当利其小便。

伤寒表证，服了泻下的汤药，导致腹泻不止，胃脘部痞胀硬结。医生用泻心汤治疗，又用其他药攻下，导致腹泻不止，医生又以理中汤投之，结果腹泻更甚。究其原因，是因为理中汤是治疗中焦虚寒腹泻证之剂，而此种下利责在下焦不固，应当用赤石脂禹余粮汤主治。如果用赤石脂禹余粮汤仍然腹泻不止的，则恐怕属水湿内盛之腹泻，应当用分利小便法治疗。

赤石脂禹余粮汤方：赤石脂一斤（打碎）、禹余粮一斤（打碎），以上二味药，用水六升，煎煮成三升，去掉药渣，分三次温服。

160条：伤寒，吐下后，发汗，虚烦，脉甚微，八九日，心下痞硬，胁下痛，气上冲咽喉，眩冒，经脉动惕者，久而成痿。

太阳伤寒证，误用吐下发汗，导致心烦不安，脉象十分微弱，病情迁延八九天，更见胃脘部痞结胀硬，胁下疼痛，气上冲咽喉，眩晕昏冒，全身经脉跳动，时间久了，就会形成痿证。

161条：伤寒发汗，若吐，若下，解后，心下痞硬，噫气不除者，旋覆代赭汤主之。

太阳伤寒证，经用发汗，或涌吐，或攻下，表证已解，而胃气损伤，胃虚气逆，出现胃脘部痞胀而硬，嗳气不止的，用旋覆代赭汤主治。

旋覆代赭汤方：旋覆花三两、人参二两、生姜五两、代赭石一两、甘草二两（炙）、半夏半升（用水洗）、大枣十二枚（剖开），以上七味药，加水一斗，煮至六升，去掉药渣，再煎煮药汁成三升，每次温服一升，一日服三次。

162条：下后，不可更行桂枝汤，若汗出而喘，无大热者，可与麻黄杏子甘草石膏汤。

表证攻下后，外邪内入，热邪壅肺，出现汗出、气喘，表热证已无的，不能再用桂枝汤，可用麻黄杏子甘草石膏汤治疗。

163条：太阳病，外证未除，而数下之，遂协热而利，利下不止，心下痞硬，表里不解者，桂枝人参汤主之。

太阳病，表证未解，反而屡次攻下，致脾气损伤，出现腹泻不止，胃脘部痞结胀硬，而发热畏寒等表证仍在的，用桂枝人参汤主治。

桂枝人参汤方：桂枝四两、甘草（炙）四两、白术三两、人参三两、干姜三两，以上五味药，用水九升，先加入后四味药煎煮至五升，再加入桂枝共煎煮成三升，去掉药渣，每次温服一升，白天服二次，晚上服一次。

164条：伤寒，大下后，复发汗，心下痞，恶寒者，表未解也，不可攻痞，当先解表，表解乃可攻痞。解表宜桂枝汤，攻痞宜大黄黄连泻心汤。

伤寒表证，用峻泻药攻下后，再发其汗，导致心下痞塞，如果有发热畏寒等见证的，是表证还未解除，不能先泄热消痞，而应先解表，表证解除以后才能泄热消痞。解表适宜用桂枝汤，泄热消痞适宜用大黄黄连泻心汤。

165条：伤寒发热，汗出不解，心中痞硬，呕吐而下利者，大柴胡汤主之。

外感病，发热，汗出而热不退，上腹部痞结胀硬，呕吐而又腹泻的，用大柴胡汤主治。

166条：病如桂枝证，头不痛，项不强，寸脉微浮，胸中痞硬，气上冲喉咽不得息者，此为胸有寒也。当吐之，宜瓜蒂散。

病的表现像桂枝汤证，但头不痛，项部不拘急，寸部脉微浮，胸脘痞胀硬结，气上冲咽喉，呼吸不畅，这是胸中有痰实之邪停滞，应当采用吐法，可用瓜蒂散。

瓜蒂散方：瓜蒂（炒黄）一分、赤小豆一分，以上二味药，分别捣碎过筛作散，然后混合在一起研末。另用香豉一合，热开水七合，共煮成稀粥，去掉药渣，再取上药末一钱匕，与稀粥混合，一次温服。服药后不呕吐的，稍稍增加药量继续服用；服药后很快出现呕吐的，应停止服药。各种失血、虚弱的病人，不能用瓜蒂散。

167条：病胁下素有痞，连在脐旁，痛引少腹，入阴筋者，此名脏结，死。

病人胁下宿有痞块，连及到脐旁，疼痛牵引少腹，甚至痛彻阴茎，这就叫脏结，属于死候。

168条：伤寒，若吐、若下后，七八日不解，热结在里，表里俱热，时时恶风，大渴，舌上干燥而烦，欲饮水数升者，白虎加人参汤主之。

伤寒表证，误用涌吐或泻下法后，病经七八天仍不解除，邪热内入，结聚在里，热邪充斥内外，表现为时有畏风，口渴甚，想喝水数升，舌干燥，心烦不安的，用白虎加人参汤主治。

白虎加人参汤方：知母六两、石膏一斤（打碎）、甘草二两（炙）、人参二两、粳米六合，以上五味药，加水一斗煎煮，待米熟汤成，去掉药渣，每次温服一升，一日服三次。本方在立夏后、立秋前才能服用，立秋后不宜服用。正月、二月、三月天气尚寒冷，也不宜服用。此时服用就会伤中而出现呕吐、腹泻、腹痛。各种失血，虚弱的人也不能服用，如果服用也会出现腹痛，腹泻。此时，可用温里散寒法救治，就会痊愈。

169条：伤寒，无大热，口燥渴，心烦，背微恶寒者，白虎加人参汤主之。

外感病，表无大热而里热炽盛，出现口干燥而渴，心中烦躁不安，背部微感畏冷的，用白虎加人参汤主治。

170条：伤寒，脉浮，发热无汗，其表不解，不可与白虎汤，渴欲饮水无表证者，白虎加人参汤主之。

外感病，脉象浮，发热无汗，是表证还未解除，不能用白虎汤，如果里热盛，津气伤，出现口渴想喝水，而没有表证的，用白虎加人参汤主治。

171条：太阳少阳并病，心下硬，颈项强而眩者，当刺大椎、肺俞、肝俞，慎勿下之。

太阳病未解，又并发少阳病，出现胃脘部痞结胀硬，颈项拘急不舒，头目昏眩等证的，应当针刺大椎、肺俞、肝俞诸穴，千万不可用攻下的方法。

172条：太阳与少阳合病，自下利者，与黄芩汤；若呕者，黄芩加半夏生姜汤主之。

太阳与少阳两经同时感受外邪而发病，邪热下迫肠胃，而出现自下痢的，用黄芩汤，如果呕吐的，用黄芩加半夏生姜汤主治。

黄芩汤方：黄芩三两、芍药二两、甘草二两（炙）、大枣十二枚（剖开），以上四味药，用水一斗，煎煮成三升，去掉药渣，每次温服一升，白天服二次，夜晚服一次。

黄芩加半夏生姜汤方：黄芩三两、芍药二两、甘草二两

（炙）、大枣十二枚（剖开）、半夏半升（用水洗）、生姜一两半（一方为三两，切片），以上六味药，用水一斗，煎煮成三升，去掉药渣，每次温服一升，白天服二次，夜晚服一次。

173条：伤寒，胸中有热，胃中有邪气，腹中痛，欲呕吐者，黄连汤主之。

外感病，胸脘部有热，腹中有寒，腹中疼痛，想呕吐的，用黄连汤主治。

黄连汤方：黄连三两、甘草（炙）三两、干姜三两、桂枝三两（去皮）、人参二两、半夏（用水洗）半升、大枣（剖开）十二枚，以上七味药，用水一斗，煎煮成六升，去掉药渣，每次温服一升，白天服三次，夜间服二次。怀疑不是张仲景的方。

174条：伤寒八九日，风湿相搏，身体疼烦，不能自转侧，不呕不渴，脉浮虚而涩者，桂枝附子汤主之。若其人大便硬，小便自利者，去桂加白术汤主之。

外感病八九天，风湿相互搏结，出现身体疼痛剧烈，不能自行转侧，不作呕，口不渴，脉象浮虚而涩的，用桂枝附子汤主治，如果病人大便硬结、小便通畅的，用去桂加白术汤主治。

桂枝附子汤方：桂枝四两（去皮）、附子三枚（炮，去皮，破开）、生姜三两（切片）、大枣十二枚（剖开）、甘草二两（炙），以上五味药，用水六升，煎煮成二升，去掉药渣，分三次温服。

桂枝附子去桂加白术汤方：炮附子三枚（去皮，破开）、白术四两、生姜（切片）三两、甘草（炙）二两、大枣（剖开）十二枚，以上五味药，用水六升，煎煮成二升，去掉药渣，分三次温服。服第一次药后，病人身体感觉麻木，半天左右可再服一次，待三次药服完，病人头目昏眩如物蒙蔽，这是药物的反应，是附子、白术的药力行于皮内、攻逐水湿之气而不能解除所造成的，因此不必奇怪。本方照理应当加桂枝四两，实际上，本方与桂枝附子汤是一方两法。因为大便硬结、小便通畅，所以去桂枝；因为大便不硬，小便不通畅，所以应当加桂枝。附子用三枚，用量恐怕过大，所以虚弱的人及产妇，应减少用量服用。

175条：风湿相搏，骨节疼烦，掣痛不得屈伸，近之则痛剧，汗出短气，小便不利，恶风不欲去衣，或身微肿者，甘草附子汤主之。

风湿相互搏结，全身关节剧烈疼痛，牵引拘急不能屈伸，触按则疼痛更甚，汗出，短气，小便不通畅，畏风不愿减衣，或者身体轻度浮肿的，用甘草附子汤主治。

甘草附子汤方：甘草二两（炙）、附子二枚（炮，去皮，破开）、白术二两、桂枝四两（去皮），以上四味药，用水六升，煎煮成三升，去掉药渣，每次温服一升，一日服三次。服第一次药，如果能得汗出的，就会痊愈。如果汗出停止，而又出现疼痛的，可再给病人服五合，或服六七合也可，服一升恐怕量过大。

176条：伤寒，脉浮滑，此以表有热，里有寒，白虎汤主之。

外感病，脉象浮滑的，这是表有热，里也有热，用白虎汤主治。

白虎汤方：知母六两、石膏一斤（打碎）、甘草二两（炙）、粳米六合，以上四味药，用水一斗煎煮，待米熟汤成，去掉药渣，每次温服一升，一日服三次。

177条：伤寒，脉结代，心动悸，炙甘草汤主之。

外感病，脉象结代，心中悸动不宁的，用炙甘草汤主治。

炙甘草汤方：甘草（炙）四两、生姜（切片）三两、人参二两、生地黄一斤、桂枝（去皮）三两、阿胶二两、麦门冬（去心）半升、麻仁半升、大枣（剖开）三十枚，以上九味药，用陈米酒七升，水八升，混匀，先加入阿胶外的八味药煮成三升，去掉药渣，再加入阿胶烊化溶解尽，每次温服一升，一日服三次。本方又叫复脉汤。

178条：脉按之来缓，时一止复来者，名曰结。又脉来动而中止，更来小数，中有还者反动，名曰结，阴也。脉来动而中止，不能自还，因而复动者，名曰代，阴也。得此脉者，必难治。

脉象按之见缓，时而一止而又继续跳动的，就叫结脉。又有脉象跳动中一止，能够自还，脉搏停止间歇时间短，复跳的脉稍快的，名叫结，属于阴脉。脉象跳动中一止，不能自还，良久方再搏动的，名叫代，属于阴脉。出现这种脉象的，多难于治疗。

辨阳明病脉证并治

179条：问曰：病有太阳阳明，有正阳阳明，有少阳阳明，何谓也?答曰：太阳阳明者，脾约是也；正阳阳明者，胃家实是也；少阳阳明者，发汗利小便已，胃中燥，烦，实，大便难是也。

问：有太阳阳明、有正阳阳明、有少阳阳明三种不同的病症，各是指的什么?答：太阳阳明证，就是指脾约证，即胃燥津伤而引起的便秘证。正阳阳明，就是指胃家实证，即肠胃燥热积滞成实证。少阳阳明，是指误用发汗、利小便之法，损伤津液，导致津枯肠燥而成实，形成大便难以解出的病症。

180条：阳明之为病，胃家实是也。

阳明病的主要病变特征，是胃肠燥热成实。

181条：问曰：何缘得阳明病?答曰：太阳病，若发汗，若下，若利小便，此亡津液，胃中干燥，因转属阳明，不更衣，内实，大便难者，此名阳明也。

问：阳明病是什么原因引起的呢?答：患太阳表证，如果发汗太过，或误用攻下，或误用利小便之法，导致津液损伤，肠胃干燥，病邪因而传入阳明，出现不解大便、肠胃燥结成实、大便困难的，这就叫阳明病。

182条：问曰：阳明病外证云何?答曰：身热，汗自出，不恶寒，反恶热也。

问：阳明病外在症候表现怎么样?答：是身体发热，自汗，不怕冷，反而怕热。

183条：问曰：病有得之一日，不发热而恶寒者，何也?答曰：虽得之一日，恶寒将自罢，即自汗出而恶热也。

问：有这种情况，在刚患阳明病的第一天，出现不发热而怕冷的，是为什么呢?答：虽然是阳明病开始的第一天，这种怕冷也会自行停止，很快会出现自汗而怕热的症候表现。

184条：问曰：恶寒何故自罢?答曰：阳明居中，主土也，万物所归，无所复传，始虽恶寒，二日自止，此为阳明病也。

问：怕冷为什么会自行停止呢?答：这是因为，阳明在方位上居于中央而隶属于土，就像万物归土一样，六经之邪，均可传入阳明，而很少再传入其他经，同时，阳明主燥土，邪传阳明，多从燥热而化。由于邪从燥化，燥热势必会很快显露于外，所以在阳明病刚开始的时候虽然会出现短暂怕冷的症状，第二天就会自行停止，这就是阳明病的特征。

185条：本太阳，初得病时，发其汗，汗先出不彻，因转属阳明也。伤寒，发热无汗，呕不能食，而反汗出濈濈然者，是转属阳明也。

本来属太阳病，在刚起病的时候，使用了发汗的方法，由于汗出不透彻，因而导致邪气内传阳明。患外感病，症见发热无汗、呕吐、不能进食，是伤寒邪热亢盛的表现，如果反而出现不断汗出的，是邪传阳明的标志。

186条：伤寒三日，阳明脉大。

外感病的第三天，阳明病的脉象为大。

187条：伤寒，脉浮而缓，手足自温者，是为系在太阴。太阴者，身当发黄，若小便自利者，不能发黄。至七八日，大便硬者，为阳明病也。

外感病，脉象浮而缓，手足温暖的，这是病属太阴。太阴寒湿内郁，病人身体应当发黄，如果小便通畅的，则湿有出路，就不会发黄；到了第七、八天，如果大便硬结的，则是湿邪化燥，已转成为阳明病。

188条：伤寒转系阳明者，其人濈然微汗出也。

患外感病，邪由其他经转属阳明的，病人就会出现不断汗出的症状。

189条：阳明中风，口苦咽干，腹满微喘，发热恶寒，脉浮而紧。若下之，则腹满，小便难也。

阳明感受风邪，症见口苦，咽喉干燥，腹部胀满，微微气喘，发热怕冷，脉象浮紧的，不能攻下。如果误行攻下，就会使腹部胀满更加厉害，小便难以解出。

190条：阳明病，若能食，名中风；不能食，名中寒。

阳明病，如果能够饮食的，示胃中有热，能够消化水谷，这就叫中风；如果不能饮食的，示胃中虚寒，不能消化水谷，这就叫中寒。

191条：阳明病，若中寒者，不能食，小便不利，手足濈然汗出，此欲作固瘕，必大便初硬后溏。所以然者，以胃中冷，水谷不别故也。

阳明中寒证，不能饮食，小便不通畅，手足不断汗出的，这是将要形成固瘕的征兆，大便一定初出干硬，后见稀溏。之所以这样，是因为胃中寒冷，不能泌别水谷的缘故。

192条：阳明病，初欲食，小便反不利，大便自调，其人骨节疼，翕翕如有热状，奄然发狂，濈然汗出而解者，此水不胜谷气，与汗共并，脉紧则愈。

阳明病，初起病时想进食，小便反而不通畅，大便正常，病人骨关节疼痛，身上好像皮毛覆盖一样有发热的感觉。忽然发狂的，这是水湿郁滞肌表的表现，如果全身畅汗而病解的，这是正与邪争，正能胜邪，邪随汗解的缘故，此时若见脉紧的，疾病就会痊愈。

193条：阳明病，欲解时，从申至戌上。

阳明病将要解除的时间，多在下午3时到9时之间。

194条：阳明病，不能食，攻其热必哕，所以然者，胃中虚冷故也。以其人本虚，攻其热必哕。

阳明中寒证，不能进食，如果误用苦寒药泻热，就会产生呃逆。之所以这样，是因为胃中虚寒的缘故。由于病人胃气本虚，又再用苦寒泻热，必使胃气更虚而产生呃逆的变证。

195条：阳明病，脉迟，食难用饱，饱则微烦头眩，必小便难，此欲作谷瘅。虽下之，腹满如故，所以然者，脉迟故也。

阳明病，脉象迟，饮食不能吃饱，如果饱食就会微感心烦、头目昏眩，小便必不通畅，腹部胀满，这是将要形成谷疸。用了泻下法治疗，而腹部胀满丝毫不减轻。究其原因，是因为病人脉迟，迟脉主寒，其证属寒湿内郁，所以攻下无效。

196条：阳明病，法多汗，反无汗，其身如虫行皮中状者，此以久虚故也。

阳明病，本应当汗出多，却反而无汗，病人身痒好像虫在皮内爬行一样的，这是长期正气虚弱的缘故。

197条：阳明病，反无汗，而小便利，二三日呕而咳，手足厥者，必苦头痛。若不咳，不呕，手足不厥者，头不痛。

阳明病，若属实热证，应当汗多，现却反而无汗，并见小便通畅，是属阳明中寒证。病至二三日，出现呕吐、咳嗽、手足冷的，为寒邪上逆，一定会发头痛；如果不咳嗽，不呕吐，手足不冷的，为寒邪不上逆，就不会发头痛。

198条：阳明病，但头眩，不恶寒，故能食而咳，其人咽必痛，若不咳者，咽不痛。

阳明病，头目昏眩，不怕冷，是属阳明中风证，所以能够饮食。如果出现咳嗽的，为热邪上攻，病人咽喉一定疼痛；如果不咳嗽的，则热邪不上攻，咽喉就不会疼痛。

199条：阳明病，无汗，小便不利，心中懊憹者，身必发黄。

阳明病，无汗，小便不通畅，心中烦闷至极的，是阳明湿热内郁，一定会出现肌肤发黄。

200条：阳明病，被火，额上微汗出，而小便不利者，必发黄。

阳明病，误用火法治疗，火邪内迫，出现微微汗出，小便不通畅的，一定会出现肌肤发黄。

201条：阳明病，脉浮而紧者，必潮热，发作有时，但浮者，必盗汗出。

阳明病，脉象浮而紧的，主胃燥成实，所以一定会出现潮热定时发作；只见脉浮的，主邪热内盛、实邪未成，所以一定会出现盗汗。

202条：阳明病，口燥，但欲漱水，不欲咽者，此必衄。

阳明病，口中干燥，但只想用水漱口，却不想吞咽下去的，这是热在血分的表现，一定会出现衄血。

203条：阳明病，本自汗出，医更重发汗，病已差，尚微烦不了了者，此必大便硬故也。以亡津液，胃中干燥，故令大便硬。当问其小便日几行，若本小便日三四行，今日再行，故知大便不久出。今为小便数少，以津液当还入胃中，故知不久必大便也。

阳明病，本来就有自汗出，医生又重复发汗，疾病虽然得以解除，但还微感心烦不舒适的，这一定是大便干结坚硬的缘故。大便之所以干燥，是因为汗出过多，损伤津液，津液亏乏，肠中干燥所致。此时，应当询问病人一天解几次小便，如果原来为一天三四次，现在只有二次，就可以推知大便不久将要解出。究其原因，是因小便次数较原来减少，津液应当还于肠中，肠中津液势必增加，硬便得以濡润，则大便一定会很快解出。

204条：伤寒呕多，虽有阳明证，不可攻之。

伤寒病，呕吐剧烈的，虽然有阳明府实证，也不能用攻下法治疗。

205条：阳明病，心下硬满者，不可攻之。攻之，利遂不止者死，利止者愈。

阳明病，胃脘部痞满硬结的，不能用攻下法治疗。如果误用攻下，就会损伤脾胃而致腹泻。假如腹泻不停，就有生命危险，假如腹泻停止的，疾病就会痊愈。

206条：阳明病，面合色赤，不可攻之，必发热，色黄者，小便不利也。

阳明病，满面通红的，不能用攻下法治疗。误用攻下就会产生发热、肌肤发黄、小便不通畅的变证。

207条：阳明病，不吐不下，心烦者，可与调胃承气汤。

阳明病，没有使用涌吐或泻下法治疗，外邪内入，化热化燥成实，而见心中烦躁不安的，可用调胃承气汤治疗。

调胃承气汤方：甘草（炙）二两、芒硝半升、大黄（用陈米酒洗）四两，以上三味药，将大黄、甘草切细，加水三升，煎煮成一升，去掉药渣，再加入芒硝，然后放在小火上煮一、二开即可。一次温服，用来调和胃气。

208条：阳明病，脉迟，虽汗出，不恶寒者，其身必重，短气，腹满而喘，有潮热者，此外欲解，可攻里也。手足濈然汗出者，此大便已硬也，大承气汤主之。若汗多，微发热恶寒者，外未解也，其热不潮，未可与承气汤；若腹大满不通者，可与小承气汤，微和胃气，勿令至大泄下。

阳明病，脉象迟，汗出而不怕冷，身体沉重，短气，腹部胀满，喘息，如果发潮热的，这是表证将要解除而里实已成，可以攻下里实；如果手足不断汗出的，这是大便已经硬结的标志，用大承气汤主治。如果汗出较多，轻微发热而怕冷的，这是表证未解，病人不发潮热，不能用承气汤攻下。如果腹部胀满厉害、大便不通的，可用小承气汤轻微泻下来和畅胃气，不可用峻泻药攻下。

大承气汤方：大黄四两（用酒洗）、厚朴半斤（炙，去皮）、枳实五枚（炙）、芒硝三合，以上四味药，用水一斗，先加入厚朴、枳实煎煮至五升，去掉药渣，再加入大黄，煎煮成二升，去掉药渣，加入芒硝，然后放在小火上煮一、二开，分两次温服。服药后如果大便已通，停止再服剩余的药。

小承气汤方：大黄四两、厚朴二两（炙，去皮）、炙枳实大的三个，以上三味药，用水四升，煎煮成一升二合，去掉药渣，分两次温服。服第一次药应当解大便，如果服药后大便不解，可将剩下的药服完，如果大便已通，不要再服剩下的药。

209条：阳明病，潮热，大便微硬者，可与大承气汤；不硬者，不可与之。若不大便六七日，恐有燥屎，欲知之法，少与小承气汤，汤入腹中，转失气者，此有燥屎也，乃可攻之。若不转失气者，此但初头硬，后必溏，不可攻之，攻之必胀满不能食也。欲饮水者，与水则哕。其后发热者，必大便复硬而少也，以小承气汤和之。不转失气者，慎不可攻也。

阳明病，发潮热，大便微有硬结的，为燥屎内阻、里实已成，可以用大承气汤攻下里实；如果大便不硬结的，是内无燥屎，不能用大承气汤。如果六七天不解大便，恐有燥屎内阻，判断的方法，可给予少量小承气汤。服药后如果放屁的，这是有燥屎的症象，才能够攻下；如果服药后不放屁的，则是大便初出硬结、后部稀溏，不能攻下，如果攻下就会形成腹部胀满，不能进食，甚至饮水就呃逆的变证。假如攻下后又出现发热的，这一定是燥屎复结，大便再次变硬而量较少，此时，应当用小承气汤和畅胃气而攻下。总而言之，如果服小承气汤不转矢气的，千万不能攻下。

210条：夫实则谵语，虚则郑声。郑声者，重语也。直视，谵语，喘满者，死；下利者，亦死。

谵语一般属实，郑声一般属虚。所谓郑声，是指语言重复、声低息微的症候。两眼直视谵语，并见喘喝胀满的，属于死候，并见下利的，也是死候。

211条：发汗多，重发汗者，亡其阳，谵语，脉短者死；脉自和者，不死。

发汗太过，或重复发汗，阳气大伤，出现谵语，脉象短的，属于死候；如果脉与证相应的，不属死候。

212条：伤寒，若吐、若下后，不解，不大便五六日，上至十余日，日晡所发潮热，不恶寒，独语如见鬼状。若剧者，发则不识人，循衣摸床，惕而不安，微喘直视，脉弦者生，涩者死，微者，但发热谵语者，大承气汤主之。若一服利，则止后服。

伤寒表证，误用吐法或下法之后，病仍然不解除，出现五六天甚至十余天不解大便，午后发潮热，不怕冷，谵言妄语，如见鬼神一样。病情严重的，就会出现神志不清、目不识人、两手无意识地乱摸衣被床帐、惊惕不安、微微喘息、两目直视，如果脉象弦的，尚有生机；如果脉象涩的，属于死候。如果病情较轻，只见发潮热、谵语等证，用大承气汤主治。服药后，如果大便已通的，应停止服剩下的药。

213条：阳明病，其人多汗，以津液外出，胃中燥，大便必硬，硬则谵语，小承气汤主之。若一服谵语止者，更莫复服。

阳明病，病人汗出太多，导致津液外泄，肠中干燥，大便势必硬结；大便硬结，府气不通，浊邪上扰，则发生谵语，用小承气汤主治。如果服一次药谵语就停止的，就不要再服剩余的药。

214条：阳明病，谵语，发潮热，脉滑而疾者，小承气汤主之。因与承气汤一升，腹中转气者，更服一升。若不转气者，勿更与之；明日又不大便，脉反微涩者，里虚也，为难治，不可更与承气汤也。

阳明病，谵语，发潮热，脉象滑而疾的，用小承气汤主治。于是给病人服小承气汤一升，服药后腹中转矢气而放屁的，可以再服一升；服药后腹中不转矢气的，就不要再服。如果第二天又不解大便，脉象反见微弱而滞涩的，这是正气虚弱而实邪阻滞，正虚邪实，攻补两难，治疗十分棘手，不能再用承气汤了。

215条：阳明病，谵语，有潮热，反不能食者，胃中必有燥屎五六枚也。若能食者，但硬耳，宜大承气汤下之。

阳明病，谵语，发潮热，反而不能进食的，是肠中燥屎已成，宜用大承气汤攻下燥屎；如果尚能进食的，只是大便硬结，宜用小承气汤和畅胃气。

216条：阳明病，下血谵语者，此为热入血室，但头汗出者，刺期门，随其实而泻之，濈然汗出则愈。

阳明病，经行下血而谵语的，这是热入血室，如果只见头部出汗的，可以针刺期门，以泻血室的实邪，使血热得以宣泄，则周身畅汗而痊愈。

217条：汗出，谵语者，以有燥屎在胃中，此为风也。须下者，过经乃可下之。下之若早，语言必乱，以表虚里实故也。下之愈，宜大承气汤。

汗出谵语的，这是外有太阳中风，内有燥屎阻结。燥屎内结必须用泻下法治疗，但是须待太阳表证解除后才能攻下。如果攻下过早，就会导致表邪尽陷而里实益甚，出现神昏语言错乱。如果表证已解而里实未去，用攻下法治疗就会痊愈，可用大承气汤。

218条：伤寒四五日，脉沉而喘满，沉为在里。而反发其汗，津液越出，大便为难。表虚里实，久则谵语。

外感病四五天，症见脉沉、气喘、腹部胀满。脉沉主里，可知其病在里，却反而用发汗法治疗，汗出津液外泄，津伤肠燥成实，所以大便硬结难以解出。津液外越而虚，津伤肠燥成实，时间一长，就会发生谵语。

219条：三阳合病，腹满身重，难以转侧，口不仁，面垢，谵语，遗尿。发汗则谵语，下之则额上生汗，手足逆冷。若自汗出者，白虎汤主之。

太阳、阳明、少阳三经合病，腹部胀满，身体沉重，转侧困难，口中麻木不仁，面部垢浊，谵语，小便失禁。如见身热、自汗出的，是邪热偏重于阳明，用白虎汤主治。如果用发汗法治疗，就会使谵语更甚；如果妄行攻下，就会造成额上出汗，四肢冰冷的变证。

220条：二阳并病，太阳证罢，但发潮热，手足漐漐汗出，大便难而谵语者，下之则愈，宜大承气汤。

太阳阳明两经并病，太阳表证已解，仅只见发潮热，手足微微出汗，大便解出困难而谵语的，是属阳明里实，攻下里实就可痊愈，适宜用大承气汤。

221条：阳明病，脉浮而紧，咽燥口苦，腹满而喘，发热汗出，不恶寒，反恶热，身重。若发汗则躁，心愦愦，反谵语。若加温针，必怵惕，烦躁不得眠。若下之，则胃中空虚，客气动膈，心中懊憹，舌上苔者，栀子豉汤主之。

阳明病，脉象浮而紧，咽喉干燥，口中感觉苦，腹部胀满，喘息，发热，汗出，不怕冷，反而怕热，身体沉重，是属阳明里热证。如果误发其汗，就会出现心中烦乱不安、甚或神昏谵语的变证；如果误用温针，就会导致恐惧不安、烦躁失眠的变证；如果误行攻下，就会损伤胃气，致邪热扰于胸膈，出现心中烦躁厉害，舌上生薄黄苔，用栀子豉汤主治。

222条：若渴欲饮水，口干舌燥者，白虎加人参汤主之。

如果误下后热盛津伤，出现口渴想喝水，口干舌燥的，用白虎加人参汤主治。

223条：若脉浮，发热，渴欲饮水，小便不利者，猪苓汤主之。

如果误下后出现脉浮、发热、口渴想喝水、小便不通畅的，属阴伤有热、水热互结于下焦，用猪苓汤主治。

猪苓汤方：猪苓（去皮）、茯苓、泽泻、阿胶、滑石（打碎）各一两，以上五味药，用水四升，先加入猪苓、茯苓、泽泻、滑石四味药煎煮至二升，去掉药渣，再加入阿胶烊化溶解，每次温服七合，一日服三次。

224条：阳明病，汗出多而渴者，不可与猪苓汤。以汗多胃中燥，猪苓汤复利其小便故也。

阳明病，汗出多而口渴的，属汗多津伤、胃津不足的口渴，不能用猪苓汤治疗。因为猪苓汤能够通利病人小便，使津液进一步损伤。

225条：脉浮而迟，表热里寒，下利清谷者，四逆汤主之。

脉象浮而迟，外有假热内有真寒，腹泻完谷不化的，用四逆汤主治。

226条：若胃中虚冷，不能食者，饮水则哕。

如果胃中虚寒不能进食的，饮水后就会出现呃逆。

227条：脉浮，发热，口干鼻燥，能食者则衄。

脉浮发热，口干鼻燥，能够饮食的，为阳明气热炽盛，气病及血，迫血妄行，就会出现衄血。

228条：阳明病，下之，其外有热，手足温，不结胸，心中懊憹，饥不能食，但头汗出者，栀子豉汤主之。

阳明病，经用泻下法治疗，身热未除，手足温暖，没有结胸的表现，心中烦躁异常，嘈杂似饥而不能进食，仅见头部汗出的，用栀子豉汤主治。

229条：阳明病，发潮热，大便溏，小便自可，胸胁满不去者，与小柴胡汤。

阳明病，发潮热，大便稀溏，小便正常，胸胁胀闷不除的，为少阳之邪未尽，宜用小柴胡汤治疗。

230条：阳明病，胁下硬满，不大便而呕，舌上白苔者，可与小柴胡汤。上焦得通，津液得下，胃气因和，身濈然汗出而解。

阳明病，胁下痞硬胀满，不解大便，呕吐，舌苔白的，为柴胡证未除，可给予小柴胡汤治疗。用药后，上焦经气得以畅通，津液能够下达，胃肠机能得以恢复，就会周身畅汗而病解。

231条：阳明中风，脉弦浮大而短气，腹都满，胁下及心痛，久按之气不通，鼻干，不得汗，嗜卧，一身及目悉黄，小便难，有潮热，时时哕，耳前后肿。刺之小差，外不解。病过十日，脉续浮者，与小柴胡汤。

阳明中风，脉象弦浮而大，全腹胀满，两胁及心下疼痛，按压很久而气仍不畅通，鼻中干燥，无汗，嗜睡，全身肌肤及目都发黄，小便解出困难，发潮热，呃逆不断，耳前后部肿胀。证属三阳合病，治疗当先用针刺法以泄里热。刺后里热得泄，病情稍减，而太阳、少阳证未除，病经过了十天，脉象弦浮的，可给予小柴胡汤以解少阳之邪。

232条：脉但浮，无余证者，与麻黄汤；若不尿，腹满加哕者，不治。

如果服小柴胡汤后少阳证已解，只见脉象浮等表证，无其他经见证的，可给予麻黄汤治疗。如果病情恶化，出现无尿、腹部胀满并且呃逆更甚的，属不治之候。

233条：阳明病，自汗出，若发汗，小便自利者，此为津液内竭，虽硬不可攻之，当须自欲大便，宜蜜煎导而通之。若土瓜根及大猪胆汁，皆可为导。

阳明病，自汗出，津液已伤，如果再行发汗，而又小便通畅的，则更伤津液，导致肠中津液枯竭，引起大便硬结。此时大便虽硬结，也不能用泻下药攻下，必须待病人自己想解大便时，用蜜煎导引导通便，或土瓜根及大猪胆汁，均可作为导药，以引导大便解出。

蜜煎方：食蜜七合，上一味药，倒进铜器里，用小火煎熬，待熬炼至能凝结得像饴糖一样即成。煎熬时，要不断搅拌，以免焦糊粘着，煎熬到可以作丸的程度时，用双手捻蜜做成头部尖锐、大小如指头、长二寸左右的棒状物，必须趁蜜热时马上做，冷却后就会变硬。使用时，将所做的药棒塞进肛门里，用手急转，待病人想要解大便时就拔出去丢掉。怀疑此方不是仲景的原意，已经试用效果很好。

猪胆汁方：用大猪胆汁一个，取汁，与少许米醋混合，灌进肛门里，维持一顿饭左右的时间，用药后，即可解除宿食及腐败物等，十分有效。

234条：阳明病，脉迟，汗出多，微恶寒者，表未解也，可发汗，宜桂枝汤。

阳明病，脉象迟，汗出很多，微微怕冷的，这是表证尚未解除，可以发汗，适宜用桂枝汤。

235条：阳明病，脉浮，无汗而喘者，发汗则愈，宜麻黄汤。

阳明病，脉象浮，无汗而气喘的，是太阳表实证仍在，用发汗法就会痊愈，可用麻黄汤。

236条：阳明病，发热汗出者，此为热越，不能发黄也。但头汗出，身无汗，剂颈而还，小便不利，渴引水浆者，此为瘀热在里，身必发黄，茵陈蒿汤主之。

阳明病，发热汗出的，这是热邪能够发越于外，不能形成发黄证。如果仅见头部出汗，到颈部为止，身上无汗，小便不通畅，口渴想喝汤水，这是湿热郁滞在里，势必出现肌肤发黄，用茵陈蒿汤主治。

茵陈蒿汤方：茵陈蒿六两、栀子（剖开）十四枚、大黄（去皮）二两，以上三味药，用水一斗二升，先加入茵陈煎煮，煮去水分六升，再加另二味药，煎煮成三升，去掉药渣，分三次温服。服药后小便应当通畅，并见尿色红，像皂荚汁一样，经过一晚上后，腹胀应当减轻，这是因为湿热之邪从小便而去的缘故。

237条：阳明证，其人喜忘者，必有蓄血。所以然者，本有久瘀血，故令喜忘。屎虽硬，大便反易，其色必黑者，宜抵当汤下之。

阳明病，病人健忘的，是体内一定有蓄血。由于瘀血久停，气血阻滞，所以使人健忘。其大便虽然硬结，但容易解出，并且颜色一定是黑的，宜用抵当汤攻下瘀血。

238条：阳明病，下之，心中懊憹而烦，胃中有燥屎者，可攻。腹微满，初头硬，后必溏，不可攻之。若有燥屎者，宜大承气汤。

阳明病，用泻下药攻下后，出现心中烦躁异常，如果是肠中燥屎阻结所致的，可以攻下，适宜用大承气汤。如果腹部轻微胀满，大便始出干硬，后出稀溏的，则不能攻下。

239条：病人不大便五六日，绕脐痛，烦躁，发作有时者，此有燥屎，故使不大便也。

病人不解大便五六天，脐腹部疼痛，烦躁不安，定时发作，这是肠中有燥屎阻结，所以导致大便秘结。

240条：病人烦热，汗出则解，又如疟状，日晡所发热者，属阳明也。脉实者，宜下之；脉浮虚者，宜发汗。下之，与大承气汤；发汗，宜桂枝汤。

病人心烦、发热，经过发汗，病已解除。现又出现午后发潮热，好像发疟疾一样，这是邪传阳明。如果脉象实，宜用攻下法治疗；如果脉象浮虚，宜用发汗法治疗。攻下用大承气汤，发汗用桂枝汤。

241条：大下后，六七日不大便，烦不解，腹满痛者，此有燥屎也。所以然者，本有宿食故也，宜大承气汤。

用峻泻药攻下后，病人又出现六七天不解大便，烦躁不解，腹部胀满疼痛的，这是肠中有燥屎的缘故，之所以这样，是因为下后余热未尽，与肠内宿食相结合而成燥屎，适宜用大承气汤治疗。

242条：病人小便不利，大便乍难乍易，时有微热，喘冒不能卧者，有燥屎也，宜大承气汤。

病人小便不通畅，大便忽而困难，忽而容易，时而有轻度发热，气喘，头昏目眩，不能平卧的，这是肠中有燥屎，宜用大承气汤攻下燥屎。

243条：食谷欲呕，属阳明也，吴茱萸汤主之。得汤反剧者，属上焦也。

进食后想呕吐的，属阳明胃寒证，可用吴茱萸汤主治。如果服吴茱萸汤后呕吐反而增剧的，则不属胃中虚寒，而是上焦有热。

吴茱萸汤方：吴茱萸（洗）一升、人参三两、生姜（切片）六两、大枣（剖开）十二枚，以上四味药，用水七升，煎煮成二升，去掉药渣，每次温服七合，每天服三次。

244条：太阳病，寸缓关浮尺弱，其人发热汗出，复恶寒，不呕，但心下痞者，此以医下之也。如其不下者，病人不恶寒而渴者，此转属阳明也。小便数者，大便必硬，不更衣十日，无所苦也。渴欲饮水，少少与之，但以法救之；渴者，宜五苓散。

太阳病，寸部脉缓，关部脉浮，尺部脉弱，病人发热，汗出，怕冷，不呕吐，心下痞满不适的，这是医生误用攻下所致。假如没有误下，病人出现不怕冷而口渴的，这是邪传阳明。如果小便次数多的，大便一定干硬，其人虽然十余天不解大便，也没有什么痛苦。如果是胃中津液不足所致的口渴想要喝水的，可以给予少量汤水，以补充津液，津液恢复，则病可愈。如果是水饮内蓄、气不化津所致的口渴的，宜用五苓散通阳化气行水。如果是其他原因所致口渴的，可根据病情，依法施治。

245条：脉阳微而汗出少者，为自和也，汗出多者，为太过。阳脉实，因发其汗，出多者，亦为太过。太过者，为阳绝于里，亡津液，大便因硬也。

脉象浮取微弱和缓、汗出少时，是正气驱邪，津液未伤，邪去正安，病得痊愈。如果汗出多的，则是汗出太过，津液势必损伤。脉象浮而充实有力，主表有实邪，当用发汗解表法治疗，如果汗出多的，也是汗出太过。汗出太过，就会导致津液损伤，阳热盛于里，大便因而硬结。

246条：脉浮而芤，浮为阳，芤为阴，浮芤相搏，胃气生热，其阳则绝。

脉浮而芤，浮主阳气盛，芤主阴血虚，浮脉与芤脉相合，胃气偏亢则生热，阳热亢盛至极，阴液亏虚，因而形成大便硬结之证。

247条：趺阳脉浮而涩，浮则胃气强，涩则小便数。浮涩相搏，大便则硬，其脾为约，麻子仁丸主之。

趺阳脉浮而涩，浮主胃热亢盛，涩是小便频数，阴液不足。胃热津亏，肠中干燥，大便因而硬结。这是脾不能为胃转输津液所致，用麻子仁丸主治。

麻子仁丸方：麻子仁二升、芍药半斤、枳实（炙）半斤、大黄（去皮）一斤、厚朴（炙，去皮）一斤、杏仁（去皮尖，炒，另外研成膏脂状）一升，以上六味药，共为细末，炼蜜为丸，如梧桐子大，每次服十丸，每日服三次，并逐渐加量，直至病愈为度。

248条：太阳病三日，发汗不解，蒸蒸发热者，属胃也，调胃承气汤主之。

太阳病，经过三天，用发汗法治疗而病不解除，高热炽盛的，是转属阳明，用调胃承气汤主治。

249条：伤寒吐后，腹胀满者，与调胃承气汤。

伤寒表证，使用吐法后，出现腹部胀满硬痛的，用调胃承气汤主治。

250条：太阳病，若吐、若下、若发汗后，微烦，小便数，大便因硬者，与小承气汤，和之愈。

太阳表证，用催吐、攻下或发汗后，出现轻微心烦，小便频数，大便硬结的，用小承气汤和畅胃气、攻下里实，就可痊愈。

251条：得病二三日，脉弱，无太阳、柴胡证，烦躁，心下硬。至四五日，虽能食，以小承气汤，少少与，微和之，令小安，至六日，与承气汤一升。若不大便六七日，小便少者，虽不能食，但初头硬，后必溏，未定成硬，攻之必溏。须小便利，屎定硬，乃可攻之，宜大承气汤。

患病二、三天，脉象弱，无太阳、少阳见证，烦躁不安，胃脘部痞胀硬结，到了四五天，虽见能够饮食，也应先给予少量小承气汤，以微微调畅胃气，使病情稍挫，到了第六天，再给予小承气汤一升。如果大便不解六七天，而小便短少的，则津液当还于肠中，虽然不能饮食，也不是燥屎内结，而是大便初出干硬，后出稀溏，如果攻下必成溏泄。必须小便通利，大便始会坚硬，才可攻下，宜用大承气汤。

252条：伤寒六七日，目中不了了，睛不和，无表里证，大便难，身微热者，此为实也。急下之，宜大承气汤。

外感病六七天，出现视物模糊不清，眼球转动不灵活，既无头痛畏寒等表证，又无谵语、腹满痛等里证，大便难以解出，体表有轻微发热的，这是燥热内结成实，而又真阴欲涸，应急下存阴，适宜用大承气汤。

253条：阳明病，发热汗多者，急下之，宜大承气汤。

阳明府实证，又见发热、汗出多的，应急下存阴，宜用大承气汤。

254条：发汗不解，腹满痛者，急下之，宜大承气汤。

发汗以后，不仅病未解除，反而出现腹部胀满疼痛，是发汗伤津，燥热迅速内结成实，应急下存阴，宜用大承气汤。

255条：腹满不减，减不足言，当下之，宜大承气汤。

腹部胀满持续不减轻，即使减轻，也微不足道的，是实邪内阻的征象，应当攻下，可用大承气汤。

256条：阳明少阳合病，必下利，其脉不负者，为顺也。负者，失也，互相克贼，名为负也。脉滑而数者，有宿食也，当下之，宜大承气汤。

阳明少阳两经合病，邪热下迫大肠，势必发生腹泻。如果木不克土，而见实大滑数之脉，与阳明实热相符的，是顺证；如果木邪克土，纯见少阳弦脉的，是逆证。现脉象滑而数，是阳明有宿食内停、宿滞内阻，应当攻下宿滞，可用大承气汤。

257条：病人无表里证，发热七八日，虽脉浮数者，可下之。假令已下，脉数不解，合热则消谷喜饥，至六七日不大便者，有瘀血，宜抵当汤。

病人发热七、八天，既无头痛、畏寒等太阳表证，又无腹满谵语等阳明里证，虽然脉象浮数，也可用泻下法泄热。假如已经攻下，脉浮已除，而脉数不解，是气分之热已解而血分之热未除，邪热与瘀血相合，所以出现容易饥饿，能够饮食，六七天不解大便。这是瘀血停蓄，宜用抵当汤攻下瘀血。

258条：若脉数不解，而下不止，必协热便脓血也。

如果攻下后脉数不除，而又腹泻不止的，是热邪下迫，势必会出现协热下利、解脓血便的变证。

259条：伤寒，发汗已，身目为黄。所以然者，以寒湿在里不解故也。以为不可下也，于寒湿中求之。

伤寒病，发汗以后，出现全身及两目发黄，这是因为发汗太过，损伤中阳，寒湿郁滞在里不解的缘故，治疗应当温化寒湿，不可用攻下法。

260条：伤寒七八日，身黄如橘子色，小便不利，腹微满者，茵陈蒿汤主之。

外感病六七天，皮肤发黄如橘子色，小便不通畅，腹部稍感胀满的，用茵陈蒿汤主治。

261条：伤寒，身黄，发热，栀子柏皮汤主之。

外感病，症见皮肤发黄，发热的，用栀子柏皮汤主治。

栀子柏皮汤方：肥栀子（剖开）十五个、甘草（炙）一两、黄柏二两，以上三味药，用水四升，煎煮成一升半，去掉药渣，分两次温服。

262条：伤寒，瘀热在里，身必黄，麻黄连轺赤小豆汤主之。

外感病，湿热郁滞在里，身体必定发黄，如果兼有头痛、畏寒、无汗、身痒等表证的，用麻黄连轺赤小豆汤主治。

麻黄连轺赤小豆汤方：麻黄二两，去节连轺二两，即连翘根，杏仁四十个去皮尖，赤小豆一升，大枣十二枚，剖开生梓白皮一升，生姜二两切片，炙甘草二两，以上八味药，用水一斗，先加入麻黄煎煮一、二沸，除去上面的白沫，再加入其他药物，共煎煮成三升，去掉药渣，分三次温服，半天服完。

辨少阳病脉证并治

263条：少阳之为病，口苦，咽干，目眩也。

少阳病的主要症候特征，是口苦，咽喉干燥，头目昏眩。

264条：少阳中风，两耳无所闻，目赤，胸中满而烦者，不可吐下，吐下则悸而惊。

少阳感受风邪，耳聋听不到声音，眼睛发红，胸中满闷而烦躁不安。不可用吐法或下法治疗。如果误用吐法或下法，就会出现心悸不宁及惊恐不安的变证。

265条：伤寒，脉弦细，头痛发热者，属少阳。少阳不可发汗，发汗则谵语。此属胃，胃和则愈；胃不和，烦而悸。

外感病，脉象弦细，头痛发热的，是证属少阳。少阳病不能用发汗法治疗，误发其汗，损伤津液，津伤胃燥，邪传阳明，就会出现谵语。如果通过治疗，胃气得以调和，就会痊愈；如果胃气不和，就会出现烦躁、心悸的变证。

266条：本太阳病不解，转入少阳者，胁下硬满，干呕不能食，往来寒热。尚未吐下，脉沉紧者，与小柴胡汤。

原患太阳病，没有解除，病邪传入少阳，出现胁下痞硬胀满，干呕，不能进食，发热怕冷交替而作，如果没有使用涌吐或攻下法，而见脉沉紧的，可用小柴胡汤治疗。

267条：若已吐、下、发汗、温针，谵语，柴胡汤证罢，此为坏病。知犯何逆，以法治之。

假如已经使用涌吐、泻下、发汗、温针等治法，柴胡证已解，而见谵语的，这是坏病。应该详审其误治之因，详查演变为何种症候，然后随证选用适当的方法治疗。

268条：三阳合病，脉浮大，上关上，但欲眠睡，目合则汗。

太阳、阳明、少阳三经俱病，其脉浮大而弦直，只想睡眠，眼睛闭合就会出汗。

269条：伤寒六七日，无大热，其人躁烦者，此为阳去入阴故也。

外感病六七天，表热已不显，却见病人躁烦不安的，这是表邪传里的缘故。

270条：伤寒三日，三阳为尽，三阴当受邪，其人反能食而不呕，此为三阴不受邪也。

外感病第三天，邪气已传尽三阳经，应当传入三阴经。此时，如果病人反而能够饮食而不呕吐的，这是邪气没有传入三阴经。

271条：伤寒三日，少阳脉小者，欲已也。

外感病第三天，病在少阳，如果脉象小的，是邪气已衰，疾病将要痊愈的征象。

272条：少阳病，欲解时，从寅至辰上。

少阳病将要解除的时间，多在早晨3时到9时之间。

辨太阴病脉证并治

273条：太阴之为病，腹满而吐，食不下，自利益甚，时腹自痛。若下之，必胸下结硬。

太阴病的主要症候特征是，腹部胀满，呕吐，吃不进饮食，腹泻特别厉害，腹部时时疼痛。如果误用攻下，就会导致胃脘部痞结胀硬。

274条：太阴中风，四肢烦疼，阳微阴涩而长者，为欲愈。

太阴感受风邪，四肢疼痛而烦扰不安，脉象浮取见微，沉取见涩而转长的，为邪去正气来复的征象，疾病将要痊愈。

275条：太阴病，欲解时，从亥至丑上。

太阴病将要解除的时间，多在21时到3时之间。

276条：太阴病，脉浮者，可发汗，宜桂枝汤。

太阴病，脉象浮的，是外兼表证未解，可以用发汗法治疗，宜用桂枝汤。

277条：自利不渴者，属太阴，以其藏有寒故也。当温之，宜服四逆辈。

腹泻而口不渴的，是属于太阴病。因为脾虚有寒，应当用温补的方法治疗，可用四逆汤一类的方剂。

278条：伤寒脉浮而缓，手足自温者，系在太阴。太阴当发身黄，若小便自利者，不能发黄。至七八日，虽暴烦，下利日十余行，必自止，以脾家实，腐秽当去故也。

外感病，脉象浮而缓，手足自然温暖的，是病属太阴。太阴寒湿内郁，应当出现身体发黄，如果小便通畅的，则湿能下泄，不能形成发黄证。到了七八天，病人突然出现心烦、一日腹泻十多次，这是脾阳恢复，胃肠机能恢复正常，推荡腐秽积滞之物从下而去所致，因此，腹泻一定会自行停止。

279条：本太阳病，医反下之，因尔腹满时痛者，属太阴也，桂枝加芍药汤主之。大实痛者，桂枝加大黄汤主之。

本来是太阳表证，医生反而用攻下法治疗，出现腹部胀满时作疼痛的，这是误下伤脾，邪陷太阴，用桂枝加芍药汤主治；如果出现腹满硬痛、大便不通，是实邪内阻，用桂枝加大黄汤主治。

桂枝加芍药汤方：桂枝（去皮）三两、芍药六两、炙甘草二两、大枣（剖开）十二枚、生姜（切片）三两，以上五味药，用水七升，煎煮成三升，去掉药渣，分三次温服。旧本说：现用桂枝汤加芍药。

桂枝加大黄汤方：桂枝三两（去皮）、大黄二两、芍药六两、生姜（切片）三两、甘草（炙）二两、大枣（剖开）十二枚，以上六味药，用水七升，煎煮成三升，去掉药渣，每次温服一升，一日服三次。

280条：太阴为病，脉弱，其人续自便利，设当行大黄、芍药者，宜减之。以其人胃气弱，易动故也。

太阴病，脉象弱，病人虽暂时未腹泻，其后一定续发腹泻。对于这种病人，假如应当使用大黄、芍药的，也应当减量使用。这是因为病人脾胃之气虚弱，容易受到损伤的缘故。

辨少阴病脉证并治

281条：少阴之为病，脉微细，但欲寐也。

少阴病的症候特征，是脉象微细，精神萎靡、神志迷糊欲睡。

282条：少阴病，欲吐不吐，心烦，但欲寐，五六日自利而渴者，属少阴也，虚故引水自救。若小便色白者，少阴病形悉具。小便白者，以下焦虚有寒，不能制水，故令色白也。

少阴病，想吐而又吐不出，心中烦躁不安，精神萎靡不振，神志迷糊欲睡，到了五六天，出现腹泻而口渴的，是病在少阴，由于少阴阳气虚弱，不能蒸化津液，所以口渴。如果小便清凉的，那么少阴病症就确定无疑。这是因为小便清凉，是下焦虚寒、不能化气行水的确证。

283条：病人脉阴阳俱紧，反汗出者，亡阳也，此属少阴，法当咽痛而复吐利。

寸关尺三部脉都沉紧，紧脉主寒，病人本应当无汗，却反而汗出的，是阳气外亡的征象，这属于少阴亡阳证，应当见到呕吐、腹泻、咽喉疼痛等症。

284条：少阴病，咳而下利，谵语者，被火气劫故也；小便必难，以强责少阴汗也。

少阴病，症见咳嗽、腹泻，如果出现谵语的，这是用火治法强迫发汗所导致的变证，病人小便一定难以解出。

285条：少阴病，脉细沉数，病为在里，不可发汗。

少阴病，脉象沉细数，是病在里，不能用发汗法治疗。

286条：少阴病，脉微，不可发汗，亡阳故也，阳已虚，尺脉弱涩者，复不可下之。

少阴病，脉象微，为阳气虚弱，所以不能发汗。如果阳气已虚，又见尺脉弱涩的，是阴血亦亏，不仅不能发汗，也不能泻下。

287条：少阴病，脉紧，至七八日，自下利，脉暴微，手足反温，脉紧反去者，为欲解也，虽烦，下利必自愈。

少阴病，脉象紧，到了七八天，出现腹泻，脉象忽然由紧转微弱，手足反而变温暖的，这是阳复阴去、疾病将要解除的征象。此时虽然出现心烦、腹泻，势必会自行恢复。

288条：少阴病，下利，若利自止，恶寒而蜷卧，手足温者，可治。

少阴病，腹泻，如果腹泻自行停止，手足转温暖的，虽见畏寒蜷曲而卧，也属于可治之证。

289条：少阴病，恶寒而蜷，时自烦，欲去衣被者，可治。

少阴病，怕冷而蜷卧，时而自觉心胸烦热，想减去衣被的，这是阳气来复之兆，其病可治。

290条：少阴中风，脉阳微阴浮者，为欲愈。

少阴感受风邪，寸部脉微尺部脉浮的，是风邪已去、阳气回复之象，疾病将要痊愈。

291条：少阴病，欲解时，从子至寅上。

少阴病将要解除的时间，多在23时至5时之间。

292条：少阴病，吐利，手足不逆冷，反发热者，不死。脉不至者，灸少阴七壮。

少阴病，呕吐，腹泻，本应畏寒、手足冷，现手足不冷，反而发热的，示阳气尚在，不属死候。如果脉搏一时不至的，可以急灸少阴经穴七柱，以通阳复脉。

293条：少阴病，八九日，一身手足尽热者，以热在膀胱，必便血也。

少阴病，八九日后，由于阳气未复，患者出现全身及手足均发热的，是由于少阴病邪转至太阳膀胱腑，灼伤血络，必然导致小便出血。

294条：少阴病，但厥无汗，而强发之，必动其血。未知从何道出，或从口鼻，或从目出者，是名下厥上竭，为难治。

少阴病，仅见四肢厥冷和无汗，却强行发汗，势必伤经动血而引起出血，其出血部位难以预测，有的从鼻出，有的从眼睛出，称为下焦阳虚的下厥和阴血上出消耗的上竭，是难治之证。

295条：少阴病，恶寒，身蜷而利，手足逆冷者，不治。

少阴病，怕冷身体蜷卧，腹泻，手足冰冷的，是不治之证。

296条：少阴病，吐，利，躁，烦，四逆者，死。

少阴病，呕吐，腹泻，神昏躁扰不宁的，属于死候。

297条：少阴病，下利止而头眩，时时自冒者，死。

少阴病，腹泻停止而出现头昏目眩、时而昏晕的，属于死候。

298条：少阴病，四逆，恶寒而身蜷，脉不至，不烦而躁者，死。

少阴病，四肢冰冷，怕冷而身体蜷卧，脉搏不来，心中不烦，但手足躁扰不宁的，属于死候。

299条：少阴病，六七日，息高者，死。

少阴病，病延六七天，呼吸表浅，呼多吸少的，属于死候。

300条：少阴病，脉微细沉，但欲卧，汗出不烦，自欲吐。至五六日，自利，复烦躁不得卧寐者，死。

少阴病，脉微细沉，精神萎靡不振，总欲睡眠，汗出，心中不烦，想呕吐，到了五六天，又出现腹泻，并且烦躁不能安卧的，属于死候。

301条：少阴病，始得之，反发热，脉沉者，麻黄细辛附子汤主之。

少阴病，刚开始得病，既有发热等表证，又见脉沉的，是少阴阳虚兼太阳表证，用麻黄细辛附子汤主治。

麻黄细辛附子汤方：麻黄（去节）二两、细辛二两、炮附子一枚（去皮，破成八片），以上三味药，用水一斗，先加入麻黄煎煮，煮去二升水分，除去上面的白沫，再加入其他药物，煎煮成三升，去掉药渣，每次温服一升，一日服三次。

302条：少阴病，得之二三日，麻黄附子甘草汤微发汗。以二三日无证，故微发汗也。

少阴病，得病二、三天，既有发热等表证，又有少阴阳虚证，用麻黄附子甘草汤温阳微汗解表。因为病才二三天，尚无吐、利等里证，所以用温阳微汗解表法。

麻黄附子甘草汤：麻黄（去节）二两、甘草（炙）二两、炮附子一枚（去皮，破成八片），以上三味药，用水七升，先加入麻黄煎煮一、二滚，除去上面的白沫，再加入其它药物，煎煮至三升，去掉药渣，每次温服一升，一日服三次。

303条：少阴病，得之二三日以上，心中烦，不得卧，黄连阿胶汤主之。

少阴病，得病二、三天以上，心中烦躁不安，不能够安眠的，用黄连阿胶汤主治。

黄连阿胶汤方：黄连四两、黄芩二两、芍药二两、鸡蛋黄二枚、阿胶三两（旧本：一为三条），以上五味药，用水六升，先加入前三味药煎煮至二升，去掉药渣，再加入阿胶烊化溶尽，稍稍冷却，然后加入鸡蛋黄搅拌均匀即成。每次温服七合，一天服三次。

304条：少阴病，得之一二日，口中和，其背恶寒者，当灸之，附子汤主之。

少阴病，患病二、三天，口中不苦不燥不渴，病人背部怕冷的，当用艾灸灸少阴经穴，并用附子汤主治。

附子汤方：炮附子二枚（去皮，破成八片）、茯苓三两、人参二两、白术四两、芍药三两，以上五味药，用水八升，煎煮成三升，去掉药渣，每次温服一升，一日服三次。

305条：少阴病，身体痛，手足寒，骨节痛，脉沉者，附子汤主之。

少阴病，身体疼痛，骨关节疼痛，手足冷，脉象沉的，用附子汤主治。

306条：少阴病，下利，便脓血者，桃花汤主之。

少阴虚寒证，腹泻，解脓血黏液便的，用桃花汤主治。

桃花汤方：赤石脂一斤（取一半入煎，另一半筛末冲服）、干姜一两、粳米一斤，以上三味药，加水七升煎煮，至米熟汤成，去掉药渣，每次取七合，加入赤石脂末一方寸匕温服，一日服三次。若服用一剂后病情即愈，则剩余的药无需再服。

307条：少阴病，二三日至四五日，腹痛，小便不利，下利不止，便脓血者，桃花汤主之。

少阴虚寒证，得病二三天到四五天，腹中疼痛，小便不通畅，腹泻滑脱不尽，大便带脓血的，用桃花汤主治。

308条：少阴病，下利，便脓血者，可刺。

少阴病，腹泻，解脓血便，可用针刺法治疗。

309条：少阴病，吐利，手足逆冷，烦躁欲死者，吴茱萸汤主之。

少阴虚寒证，呕吐频剧，腹泻，手足发凉，烦躁不安、心中难受的，用吴茱萸汤主治。

310条：少阴病，下利，咽痛，胸满，心烦，猪肤汤主之。

少阴病，腹泻，咽喉疼痛，胸部满闷，心中烦躁不安的，是阴虚虚热上扰，用猪肤汤主治。

猪肤汤方：猪肤一斤，以上一味药，加水一斗，煎煮至五升，去掉药渣，加入白蜂蜜一升，再将白米粉五合炒香，加入药汁中混匀即成，分六次温服。

311条：少阴病二三日，咽痛者，可与甘草汤；不差者，与桔梗汤。

少阴病，得病二三天，咽喉疼痛的，可用甘草汤；如果服药后不见好的，用桔梗汤治疗。

甘草汤方：甘草二两，以上一味药，用水三升，煎煮成一升半，去掉药渣，每次温服七合，一日服两次。

桔梗汤方：桔梗一两、甘草二两，以上二味药，用水三升，煎煮成一升，去掉药渣，分二次温服。

312条：少阴病，咽中伤，生疮，不能语言，声不出者，苦酒汤主之。

少阴病，咽喉部受到创伤，发生破溃，发不出声音，不能讲话的，用苦酒汤主治。

苦酒汤方：半夏十四枚（用水洗，破成枣核大小）、鸡蛋一个（将鸡蛋头部开一小孔，去掉蛋黄，把米醋加入其中），以上二味药，把半夏加入装有米醋及蛋清的鸡蛋壳中，混匀，把鸡蛋壳置于刀环中，再放在火上煮二三开，去掉药渣，每次取小量含咽。如果服药后不愈，可以再作三剂药服用。

313条：少阴病，咽中痛，半夏散及汤主之。

少阴病，咽喉中疼痛，可用半夏散或半夏汤主治。

半夏散及汤方：半夏（用水洗）、桂枝（去皮）、甘草（炙），以上三味药，各取等分，分别捣细筛末后，混合制成散剂，用白米汤冲服一方寸匕，一日服三次。如果病人不能服散剂的，可以用水七升，煮七滚，加入上述散剂两方寸匕，再煮三沸，离火稍稍冷却，取少量药汁含咽。半夏有毒，不应该作散剂服。

314条：少阴病，下利，白通汤主之。

少阴虚寒证，腹泻的，用白通汤主治。

白通汤方：葱白四根、干姜一两、生附子一枚（去皮，破成八片），以上三味药，用水三升，煎煮成一升，去掉药渣，分两次温服。

315条：少阴病，下利，脉微者，与白通汤。利不止，厥逆无脉，干呕烦者，白通加猪胆汁汤主之。服汤，脉暴出者死，微续者生。

少阴病，腹泻，脉象微的，可用白通汤。如果服药后腹泻不停止，四肢冰冷，摸不到脉搏，干呕，心中烦躁不安的，是阴盛格阳所致，用白通加猪胆汁汤主治。服药后，脉搏突然出现的，是阴液枯竭、孤阳外脱的征象，预后不良；服药后脉搏逐渐恢复的，是阴液未竭、阳气渐复的表现，预后较好。

白通加猪胆汁汤方：葱白四根、干姜一两、生附子一枚（去皮，破成八片）、人尿五合、猪胆汁一合，以上五味药，用水三升，先加入前三味药煎煮成一升，去掉药渣，再加入猪胆汁、人尿，混合即成，分两次温服。如果没有猪胆汁，也可使用羊胆汁。

316条：少阴病，二三日不已，至四五日，腹痛，小便不利，四肢沉重疼痛，自下利者，此为有水气。其人或咳，或小便利，或下利，或呕者，真武汤主之。

少阴病，二三天没有好，到了四五天，出现腹中疼痛，小便不通畅，四肢沉重疼痛，自行腹泻的，这是肾阳虚弱，水气泛滥。病人还可出现咳嗽，或者小便通畅，或者腹泻更甚，或者呕吐等，用真武汤主治。

真武汤方：茯苓三两、芍药三两、白术二两、生姜（切片）三两、炮附子一枚（去皮，破成八片），以上五味药，用水八升，煎煮成三升，去掉药渣，每次温服七合，一日服三次。如果出现咳嗽的，原方加五味子半升、细辛一两、干姜一两；如果小便通畅的，去茯苓；如果腹泻较甚的，去芍药，加干姜二两；如果呕吐的，去附子，加生姜，补足上药量至半斤。

317条：少阴病，下利清谷，里寒外热，手足厥逆，脉微欲绝，身反不恶寒，其人面色赤，或腹痛，或干呕，或咽痛，或利止脉不出者，通脉四逆汤主之。

少阴病，腹泻完谷不化，手足冰冷，脉象微弱似有若无，身上反而不怕冷，病人面部发红，或者腹中疼痛，或者咽喉疼痛，或者腹泻过度而停止，脉搏摸不到，这是内真寒外假热的阴盛格阳证，用通脉四逆汤主治。

通脉四逆汤方：甘草（炙）二两、生附子大的一枚（去皮，破成八片）、干姜三两（强壮的人可用四两），以上三味药，用水三升，煎煮至一升二合，去掉药渣，分两次温服。服药后病人脉搏马上出现的，可望痊愈。如果出现面部发红的，加葱白九根；腹中疼痛的，去葱白，加芍药二两；呕吐的，加生姜二两；咽痛的，去芍药，加桔梗一两；腹泻过度而无物可泻、脉搏摸不到的，去桔梗，加人参二两。病症必须都与方相对应，才能服用。

318条：少阴病，四逆，其人或咳，或悸，或小便不利，或腹中痛，或泄利下重者，四逆散主之。

少阴病，四肢冷，病人或有咳嗽，或见心悸，或见小便不通畅，或见腹中疼痛、腹泻、下痢兼后重的，是肝郁气滞所致，用四逆散主治。

四逆散方：甘草（炙）、枳实（破开，用水浸泡，炙干）、柴胡、芍药，以上四味药，各用十分，捣细筛末，用白米汤调服一方寸匕，一日服三次。如果咳嗽的，加五味子、干姜各五分，并主治腹泻；心悸的，加桂枝五分；小便不通畅的，加茯苓五分；腹中疼痛的，加附子一枚，炮至裂开；腹泻或下痢后重的，先用水五升，加入薤白三升，煎煮至三升，去掉药渣，再取四逆散三方寸匕加入药汁中，煮至一升半，分两次温服。

319条：少阴病，下利六七日，咳而呕渴，心烦不得眠者，猪苓汤主之。

少阴病，腹泻六七天，咳嗽，呕吐，口渴，小便不通畅，心中烦躁，不能安眠的，是阴虚水热互结，用猪苓汤主治。

320条：少阴病，得之二三日，口燥咽干者，急下之，宜大承气汤。

少阴病，得了二三天，里实证具备而又见咽喉干燥的，应当急以攻下，用大承气汤。

321条：少阴病，自利清水，色纯青，心下必痛，口干燥者，急下之，宜大承气汤。

少阴病，腹泻稀水，颜色青黑，脘腹疼痛，口干燥的，应当急以攻下，宜大承气汤。

322条：少阴病，六七日，腹胀不大便者，急下之，宜大承气汤。

少阴病，经过六七天，腹部胀满，大便不通的，应当急以攻下，用大承气汤。

323条：少阴病，脉沉者，急温之，宜四逆汤。

少阴虚寒证，脉见沉的，应当急用温法治疗，适宜用四逆汤。

324条：少阴病，饮食入口则吐，心中温温欲吐，复不能吐，始得之，手足寒，脉弦迟者，此胸中实，不可下也，当吐之；若膈上有寒饮，干呕者，不可吐也，当温之，宜四逆汤。

少阴病，如果饮食进口就吐，心中蕴结不适，想呕吐却又吐不出，初得病时，即见四肢冷，脉象弦迟的，这是痰实阻塞胸中，不能攻下，应当用涌吐法治疗。如果是肾阳虚弱、不能气化，寒饮停聚膈上，而致干呕的，不能用涌吐法，应当用温法治疗，可用四逆汤。

325条：少阴病，下利，脉微涩，呕而汗出，必数更衣，反少者，当温其上，灸之。

少阴病，腹泻，脉象微而涩，呕吐，汗出，为阳虚气陷兼阴血不足，势必出现大便频数，解出量反而少，应当用温灸法治疗，可灸头顶百会穴，以升阳举陷。

辨厥阴病脉证并治

326条：厥阴之为病，消渴，气上撞心，心中疼热，饥而不欲食，食则吐蚘。下之，利不止。

厥阴上热下寒证的主要症候特征，是口渴能饮水，气逆上冲心胸，胃脘部灼热疼痛，虽然腹中饥饿，但又不想吃东西，倘若进食就会出现呕吐或吐出蛔虫。如果误用攻下，就会导致腹泻不止。

327条：厥阴中风，脉微浮为欲愈，不浮为未愈。

厥阴感受风邪，如果脉象微微见浮的，是病邪从阴出阳，其病将要痊愈，如果脉象不浮的，是邪仍在里，疾病尚未好转。

328条：厥阴病，欲解时，从丑至卯上。

厥阴病将要解除的时间，一般在1时至7时之间。

329条：厥阴病，渴欲饮水者，少少与之愈。

厥阴虚寒证，出现口渴想要喝水时，是阴寒邪去、阳气回复之象，可以给病人喝少量汤水，就可痊愈。

330条：诸四逆厥者，不可下之，虚家亦然。

凡属虚寒厥逆证，不能用攻下药治疗，凡是身体虚弱的，也不能用攻下药治疗。

331条：伤寒，先厥后发热而利者，必自止，见厥复利。

伤寒病，先出现四肢厥冷，以后转为发热的，为阴去阳复之象，此时，虽有腹泻，一定会自行停止。如果再转为四肢厥冷的，为阴进阳退，就会再出现腹泻。

332条：伤寒，始发热六日，厥反九日而利。凡厥利者，当不能食，今反能食者，恐为除中。食以索饼，不发热者，知胃气尚在，必愈。恐暴热来出而复去也，后三日脉之，其热续在者，期之旦日夜半愈。所以然者，本发热六日，厥反九日，复发热三日，并前六日，亦为九日，与厥相应。故期之旦日夜半愈。后三日脉之而脉数，其热不罢者，此为热气有余，必发痈脓也。

伤寒病，开始发热六天，四肢厥冷及腹泻反有九天。凡是四肢厥冷而腹泻的，一般为阳衰阴盛，应当不能饮食，现在反而能够饮食，恐怕是中气败绝的除中证。此时，可给病人吃一些面条之类的食物以作试探。如果吃后突然发热而又猝然退去的，是除中证；如果吃后不出现这种发热的，可以断定胃气仍然存在，其能食是阳复的表现，就一定会痊愈。第二天进行诊查，病人发热继续存在的，可以推测第二天半夜痊愈。之所以这样，是因为原先发热六天，其后四肢厥冷九天，再发热三天，与原先发热的六天相加，也是九天，与四肢厥冷的日期相等，所以预测第二天半夜痊愈。三天后再进行诊查，如果出现脉数不除、发热不退的，这是阳复太过，阳热有余，一定会产生疮痈脓疡的变证。

333条：伤寒，脉迟六七日，而反与黄芩汤彻其热。脉迟为寒，今与黄芩汤，复除其热，腹中应冷，当不能食，今反能食，此名除中，必死。

外感病，脉迟已经六七天，却反而用黄芩汤清除其热。脉迟主寒，其证属虚寒，现在却反而用黄芩汤清热，必使阴寒更甚，腹中应该更加寒冷，照理应当不能饮食，现在却反而食欲亢盛能够进食，这就是除中，预后不良。

334条：伤寒，先厥后发热，下利必自止，而反汗出，咽中痛者，其喉为痹。发热无汗，而利必自止，若不止，必便脓血，便脓血者，其喉不痹。

外感病，先见四肢厥冷而又腹泻，以后转为发热的，是阳复阴退，其腹泻一定会自然停止。如果发热反见汗出、咽喉红肿疼痛的，是阳复太过、邪热上迫，就会产生喉痹的变证。如果发热无汗、腹泻不止的，是阳复太过、邪热下迫，就会出现下利脓血的变证。如果发生下利脓血，就不会发生喉痹。

335条：伤寒一二日至四五日，厥者必发热，前热者后必厥，厥深者热亦深，厥微者热亦微。厥应下之，而反发汗者，必口伤烂赤。

外感病，起病一二日到四五日，如果四肢厥冷伴发热，并且发热在先、四肢厥冷在后的，是属于热厥。其四肢厥冷的程度越严重，则郁闭的邪热就越深重；四肢厥冷的程度轻微，则邪热郁闭也就轻微。热厥应当用清下法治疗，如果反用发汗法治疗，就会使邪热更炽，发生口舌生疮、红肿糜烂的变证。

336条：伤寒病，厥五日，热亦五日。设六日，当复厥，不厥者自愈。厥终不过五日，以热五日，故知自愈。

伤寒病，四肢厥冷五天，发热也是五天，假如到了第六天，应当再出现四肢厥冷，如果不出现四肢厥冷的，就会自行痊愈。这是因为四肢厥冷总共只有五天，而发热也是五天，四肢厥冷与发热时间相等，阴阳趋于平衡，所以知道会自行痊愈。

337条：凡厥者，阴阳气不相顺接，便为厥。厥者，手足逆冷者是也。

凡属厥证，都是阴气和阳气不能互相顺接所致。所谓“厥”，是指四肢冰冷。

338条：伤寒，脉微而厥，至七八日肤冷，其人躁无暂安时者，此为藏厥，非蚘厥也。蚘厥者，其人当吐蚘。今病者静而复时烦者，此为藏寒。蚘上入其膈，故烦，须臾复止，得食而呕，又烦者，蚘闻食臭出，其人常自吐蚘。蚘厥者，乌梅丸主之，又主久利。

外感病，脉象微而四肢厥冷，到了七八天，出现周身肌肤都冰冷，病人躁扰不安，没有片刻安静，这是内脏阳气极虚所致的脏厥证，不是蛔厥证。蛔厥证的症候，是病人有发作性的心烦腹痛，让病人安静却又时而发作心烦腹痛，这是肠中有寒，蛔虫不安其位向上钻入膈内(胆道)所致，过一会儿烦痛就会缓解。进食后，又出现呕吐、腹痛而烦的，是因为蛔虫闻到食物气味上扰所致。此外，病人常有呕吐蛔虫的表现。蛔厥证用乌梅丸主治，此方又主治久泻。

乌梅丸方：乌梅三百枚、细辛六两、干姜十两、黄连十六两、当归四两、炮附子六两（去皮）、蜀椒四两（炒至油质渗出）、桂枝六两（去皮）、人参六两、黄柏六两，以上十味药，除乌梅外，余药分别捣细筛末，然后混合研制。另把乌梅放入米醋中浸泡一晚上，去掉内核。再将乌梅放在蒸具内，上面覆盖五斗米共蒸，待米蒸熟后捣成泥状，与上药末混合均匀，放入药臼中，加入蜂蜜，用棒槌捣二千下，作丸如梧桐子大，每次饭前吞服十粒丸药，一日服三次。此后，再慢慢加量到每次服二十粒药丸。服药期间，禁食生冷、粘滑、有浓烈气味的食品。

339条：伤寒，热少微厥，指头寒，嘿嘿不欲食，烦躁。数日，小便利，色白者，此热除也。欲得食，其病为愈；若厥而呕，胸胁烦满者，其后必便血。

外感病、邪热郁遏较轻，四肢厥冷轻微，患者仅指头发凉，神情沉默，不想进食，烦躁不安。经过几天，出现小便通畅、颜色清亮的，这是里热已经解除的征象，此时，病人如想进食，示胃气已和，其病将要痊愈。如果热邪加重出现四肢厥冷并见呕吐、胸胁满闷而烦躁的，此后就会发生便血的变证。

340条：病者手足厥冷，言我不结胸，小腹满，按之痛者，此冷结在膀胱关元也。

病人手足厥冷，自诉无胸胁心下疼痛，而觉小腹胀满，触按疼痛的，这是寒邪凝结在下焦膀胱关元部位的缘故。

341条：伤寒，发热四日，厥反三日，复热四日，厥少热多者，其病当愈；四日至七日，热不除者，必便脓血。

外感病，发热四天，四肢厥冷仅只三天，又发热四天，四肢厥冷的时间少而发热的时间多，疾病应当痊愈。如果到了第四天至第七天，发热仍不退的，是阳复太过，热伤血络，必致下利脓血。

342条：伤寒，厥四日，热反三日，复厥五日，其病为进。寒多热少，阳气退，故为进也。

外感病，四肢厥冷四天，发热却只有三天，又见四肢厥冷五天，这是疾病在进展。因为四肢厥冷的时间多而发热的时间少，为阳气退阴寒邪气进，所以是病情进展。

343条：伤寒，六七日，脉微，手足厥冷，烦躁，灸厥阴，厥不还者，死。

外感病六七天，脉微，手足厥冷，烦躁不安，应当急灸厥阴的经穴。如果灸后四肢厥冷仍不转温的，属于死证。

344条：伤寒发热，下利厥逆，躁不得卧者，死。

外感病，发热，腹泻，四肢厥冷，神昏躁扰不能安卧的，是阴极阳脱之象，属于死证。

345条：伤寒发热，下利至甚，厥不止者，死。

外感病发热，腹泻十分严重，四肢厥冷一直不回复的，为阳气脱绝之象，属于死候。

346条：伤寒六七日不利，便发热而利，其人汗出不止者，死，有阴无阳故也。

外感病六七天，开始不腹泻，接着出现发热腹泻，病人大汗淋漓，汗出不停止的，是阴盛阳亡的表现，病情险恶。

347条：伤寒五六日，不结胸，腹濡，脉虚，复厥者，不可下。此亡血，下之，死。

外感病五六天，没有结胸证的表现，腹部柔软，脉象虚软而又四肢厥冷的，这是血虚所致。不能用攻下法治疗，如果误用攻下，就会更伤其血，可导致死亡。

348条：发热而厥，七日下利者，为难治。

发热而又四肢厥冷，为阴盛阳亡之象，到了第七天，又发生腹泻的，是难治之候。

349条：伤寒，脉促，手足厥逆，可灸之。

外感病，脉象促而四肢厥冷，可用温灸法治疗。

350条：伤寒，脉滑而厥者，里有热，白虎汤主之。

外感病，脉象滑而手足厥冷的，是里有邪热所致，用白虎汤主治。

351条：手足厥寒，脉细欲绝者，当归四逆汤主之。

手足厥冷，脉象很细，好像要断绝一样的，用当归四逆汤主治。

当归四逆汤方：当归三两、桂枝（去皮）三两、芍药三两、细辛三两、甘草（炙）二两、通草二两、大枣（剖开，另一法用十二枚）二十五枚，以上七味药，用水八升，煎煮成三升，去掉药渣，每次温服一升，一日服三次。

352条：若其人内有久寒者，宜当归四逆加吴茱萸生姜汤。

如果病人素有寒饮停滞体内，而又见上证的，可用当归四逆加吴茱萸生姜汤治疗。

当归四逆加吴茱萸生姜汤方：当归三两、芍药三两、炙甘草二两、通草二两、桂枝（去皮）三两、细辛三两、生姜（切片）半斤、吴茱萸三升、大枣（剖开）二十五枚，以上九味药，用水六升与陈米酒六升混合，加入上药煎煮成五升，去掉药渣，分五次温服。另一方用水及陈米酒各四升。

353条：大汗出，热不去，内拘急，四肢疼，又下利厥逆而恶寒者，四逆汤主之。

大汗淋漓，而发热仍不退，腹中拘急，四肢疼痛，又见腹泻、四肢厥冷且怕冷的，是阴盛阳亡的表现，用四逆汤主治。

354条：大汗，若大下利而厥冷者，四逆汤主之。

大汗淋漓，如果腹泻很厉害，而又四肢厥冷的，用四逆汤主治。

355条：病人手足厥冷，脉乍紧者，邪结在胸中；心下满而烦，饥不能食者，病在胸中，当须吐之，宜瓜蒂散。

病人手足厥冷，脉忽然现紧象的，这是实邪结在胸中所致，应有胸脘部胀满不适，虽然饥饿却不能吃东西等症状，当用涌吐法治疗，可用瓜蒂散。

356条：伤寒，厥而心下悸，宜先治水，当服茯苓甘草汤，却治其厥。不尔，水渍入胃，必作利也。

外感病，四肢厥冷，心胸部悸动不宁，这是水饮内停所致，必须先治水饮，当用茯苓甘草汤，然后再治四肢厥冷。不然的话，水饮浸渍入肠，势必引起腹泻。

357条：伤寒六七日，大下后，寸脉沉而迟，手足厥逆，下部脉不至，喉咽不利，唾脓血，泄利不止者，为难治，麻黄升麻汤主之。

外感病六七天，峻下以后，出现寸部脉沉而迟，尺部脉不现，手足厥冷，咽喉疼痛，吞咽困难，唾吐脓血，腹泻不停的是难治之证，用麻黄升麻汤主治。

麻黄升麻汤方：麻黄（去节）二两半、升麻一两一分、当归一两一分、知母十八铢、黄芩十八铢、玉竹十八铢（一方用菖蒲）、芍药六铢、天门冬（去心）六铢、桂枝六铢（去皮）、茯苓六铢、甘草（炙）六铢、石膏六铢（打碎，布包）、白术六铢、干姜六铢，以上十四味药，用水一斗，先加入麻黄煮一、二开，除去上面的白沫，再加入其他药物，共煎煮成三升，去掉药渣，分三次温服。在大约相距做熟一顿饭的时间内把药服完，药后汗出就会痊愈。

358条：伤寒四五日，腹中痛，若转气下趣少腹者，此欲自利也。

外感病四五天，腹中疼痛，如果腹内有气转动下行趋向小腹的，这是将要腹泻的先兆。

359条：伤寒，本自寒下，医复吐下之，寒格，更逆吐下，若食入口即吐，干姜黄连黄芩人参汤主之。

外感病，本属虚寒腹泻，医生却用涌吐、泻下法治疗，致使上热与下寒相格拒，如果再次误用吐下，出现饮食进口就吐的，用干姜黄芩黄连人参汤主治。

干姜黄芩黄连人参汤方：干姜、黄芩、黄连、人参各三两，以上四味药，用水六升，煎煮成二升，去掉药渣，分二次温服。

360条：下利，有微热而渴，脉弱者，今自愈。

虚寒腹泻，出现轻微发热，口渴，脉象弱的，是邪气已衰，阳气来复，疾病即将痊愈。

361条：下利，脉数，有微热，汗出，今自愈；设复紧，为未解。

虚寒腹泻，如果脉象由紧转数，微微发热汗出的，是阴去阳复，其病即将痊愈。如果脉又现紧象的，为阴寒邪盛，其病没有缓解。

362条：下利，手足厥冷，无脉者，灸之。不温，若脉不还，反微喘者，死；少阴负趺阳者，为顺也。

腹泻，手足厥冷，无脉搏跳动的，急用灸法以回阳复脉。如果灸后手足仍不转温，脉搏跳动仍不恢复，反而微微喘息的，属于死候。如果足部的太溪脉和趺阳脉仍有搏动，而趺阳脉大于太溪脉的，为胃气尚旺，属可治的顺证。

363条：下利，寸脉反浮数，尺中自涩者，必清脓血。

腹泻，寸部脉反见浮数，尺部脉现涩的，是阳热盛而阴血亏，热伤阴络，可能会产生大便泻下脓血的症候。

364条：下利清谷，不可攻表，汗出必胀满。

腹泻完谷不化，多属阴盛阳衰，此时，即使兼有表证，也不能发汗解表，如果误发其汗，就会引起腹部胀满的变证。

365条：下利，脉沉弦者，下重也；脉大者，为未止；脉微弱数者，为欲自止，虽发热，不死。

腹泻或下痢，如果脉沉弦的，是肝经湿热壅滞，多会出现里急后重；脉大的，为病势进展，腹泻不会停止；脉微弱数的，是邪退正复，腹泻将要停止，此时，虽有发热，也没有危险。

366条：下利，脉沉而迟，其人面少赤，身有微热，下利清谷者，必郁冒汗出而解，病人必微厥。所以然者，其面戴阳，下虚故也。

腹泻不消化食物，脉象沉而迟，病人面部微发潮红，体表轻度发热，这是下焦阳虚阴盛，虚阳上浮。如果病人四肢厥冷轻的，则阳虽虚而不甚，阳与阴争，就一定会出现眩晕昏冒、随之汗出而病解的现象。

367条：下利，脉数而渴者，今自愈。设不差，必圊脓血，以有热故也。

虚寒腹泻，出现脉数而口渴的，是阳气回复，其病将要痊愈。假如不痊愈，则是阳热有余，势必引起大便下脓血。

368条：下利后，脉绝，手足厥冷，晬时脉还，手足温者生，脉不还者死。

腹泻频剧，脉搏一时摸不到，手足厥冷，经过一昼夜，脉搏恢复，手足转温的，是阳气恢复，尚存生机；如果一昼夜脉搏仍不恢复的，则无生还之望。

369条：伤寒，下利，日十余行，脉反实者，死。

外感病，患虚寒腹泻，一天十余次，脉象本当微弱沉迟，却反而出现弹指有力的实脉的，为真脏脉见之象，属于死候。

370条：下利清谷，里寒外热，汗出而厥者，通脉四逆汤主之。

腹泻完谷不化，发热、汗出而四肢厥冷，证属里真寒、外假热，用通脉四逆汤主治。

371条：热利，下重者，白头翁汤主之。

热性下痢，里急后重的，用白头翁汤主治。

白头翁汤方：白头翁二两、黄柏三两、黄连三两、秦皮三两，以上四味药，用水七升，煎煮成二升，去掉药渣，每次温服一升，服药后病仍不好的，再服一升。

372条：下利，腹胀满，身体疼痛者，先温其里，乃攻其表。温里，宜四逆汤；攻表，宜桂枝汤。

虚寒腹泻，腹部胀满，身体疼痛的，是表里同病，应当先温里寒，然后再解表邪。温里宜用四逆汤，解表宜用桂枝汤。

373条：下利，欲饮水者，以有热故也，白头翁汤主之。

下痢，口渴想喝水的，是里有热的缘故，用白头翁汤主治。

374条：下利，谵语者，有燥屎也，宜小承气汤。

腹泻并见谵语、腹部硬痛的，是肠中有燥屎阻结，可用小承气汤治疗。

375条：下利后，更烦，按之心下濡者，为虚烦也，宜栀子豉汤。

腹泻后心烦更甚，触按胃脘部柔软，这是无形邪热内扰胸膈所致，宜用栀子豉汤治疗。

376条：呕家，有痈脓者，不可治呕，脓尽自愈。

宿有呕吐的病人，如果是内有痈脓而引起的，不能见呕而止呕，应解毒排脓，脓尽则呕吐自然痊愈。

377条：呕而脉弱，小便复利，身有微热，见厥者难治，四逆汤主之。

呕吐而见脉弱，小便通畅，体表有轻度发热，如果见到四肢厥冷的，是阴盛虚阳外越之候，治疗较为困难，可用四逆汤主治。

378条：干呕，吐涎沫，头痛者，吴茱萸汤主之。

干呕，吐涎沫，头痛的，是肝寒犯胃、浊阴上逆所致，用吴茱萸汤主治。

379条：呕而发热者，小柴胡汤主之。

呕吐而见发热的，可用小柴胡汤主治。

380条：伤寒，大吐大下之，极虚，复极汗者，其人外气怫郁，复与之水，以发其汗，因得哕。所以然者，胃中寒冷故也。

伤寒病，用峻吐峻下法治疗，导致胃气极度虚弱，而又表气郁滞不畅，医生再与饮水以发汗，使汗出很多，胃气重虚，胃中寒冷，气机上逆，因而发生呃逆。

381条：伤寒，哕而腹满，视其前后，知何部不利，利之则愈。

外感病，呃逆而腹部胀满，这是实邪内阻所致。应询问病人大小便是否通畅，以便采取不同的治疗措施。如果病人大便不通，是实邪阻结于肠，应用通利大便法，实邪去则病可愈；如果是小便不通畅，则是水饮内阻，当用渗利小便法，水饮去则病可除。

辨霍乱病脉证并治

382条：问曰：病有霍乱者何?答曰：呕吐而利，此名霍乱。

问：什么叫霍乱?答：呕吐与腹泻并作，病势急骤，刻间有挥霍缭乱之势的，这就叫霍乱。

383条：问曰：病发热，头痛，身疼，恶寒，吐利者，此属何病?答曰：此名霍乱。霍乱自吐下，又利止，复更发热也。

问：症候表现为发热、头痛、身痛、畏寒、呕吐腹泻并作，这是什么病?答：这叫霍乱。霍乱的呕吐腹泻是自内而发，故初起与表证同时出现，并且在呕吐腹泻停止后还有头痛、畏寒、发热等表证存在。

384条：伤寒，其脉微涩者，本是霍乱，今是伤寒，却四五日，至阴经上，转入阴必利，本呕下利者，不可治也。欲似大便，而反失气，仍不利者，此属阳明也，便必硬，十三日愈。所以然者，经尽故也。下利后，当便硬，硬则能食者愈。今反不能食，到后经中，颇能食，复过一经能食，过之一日当愈。不愈者，不属阳明也。

伤寒病，脉象微涩，这是因为原先患霍乱，吐泻太甚、津液大伤的缘故。经过四五天，病邪由阳经传入阴经，势必会发生腹泻。如果起病就吐泻的，是霍乱病吐泻，不可按伤寒论治。如果病人想解大便，反而只打屁，却解不出大便的，这是病已转属阳明，大便一定硬结，估计十三天可以痊愈。之所以这样，是因为腹泻后津伤肠燥，大便应当变硬。如果病人能够饮食的，为胃气恢复，则病即可痊愈。现在病人反而不能饮食，为胃气未复。经过六天，邪气行至下一经，此时病人稍能进食，为胃气稍复。再过六天，邪气又经过一经，此时病人已能够进食，示邪气行经尽、邪气衰尽、胃气恢复，那么再过一天，即十三天，疾病就会痊愈。如果到时不痊愈的，就不是阳明病了。

385条：恶寒，脉微而复利，利止，亡血也，四逆加人参汤主之。

畏寒、脉微而又腹泻，因泻利过度、津液内竭而腹泻停止的，用四逆加人参汤主治。

四逆加人参汤方：甘草（炙）二两、生附子一枚（去皮，破成八片）、干姜一两半、人参一两，以上四味药，用水三升，煎煮成一升二合，去掉药渣，分两次温服。

386条：霍乱，头痛，发热，身疼痛，热多欲饮水者，五苓散主之；寒多不用水者，理中丸主之。

霍乱病，吐泻，头痛发热，身疼痛，为霍乱表里同病，如果表热较甚而想喝水的，用五苓散主治；如果中焦寒湿偏盛而不想喝水的，用理中丸主治。

理中丸方：人参、干姜、甘草、白术各三两，以上四味药，捣细筛末，用蜜混合作成鸡蛋黄大小的药丸，然后用开水数合，与一粒药丸混合研碎，趁热服用，白天服三四次，夜晚服二次。服药后，腹中未感觉热的，可加至三四药丸。然而，丸药的效果不如汤剂。汤剂的制作方法是：将以上四味药稍切细，用水八升，煎煮成三升，去掉药渣，每次温服一升，一日服三次。如果出现脐上筑筑然悸动的，是肾气上逆，去白术，加桂枝四两；如果呕吐甚的，去白术，加生姜三两；如果腹泻严重的，仍用白术；如果心悸不宁的，加茯苓二两；口渴要喝水的，加白术，补足上用量到四两半；腹中疼痛的，加人参，补足上药量到四两半；腹部胀满的，去白术，加附子一枚。服药后约一顿饭的时间，吃热稀粥一升左右，以助药力；并取暖保温，不要脱衣揭被。

387条：吐利止而身痛不休者，当消息和解其外，宜桂枝汤小和之。

呕吐腹泻停止，而身体疼痛仍不解除的，是里和表未解，应当斟酌使用解表的方法，可用桂枝汤解肌祛风，微微和解表邪。

388条：吐利汗出，发热，恶寒，四肢拘急，手足厥冷者，四逆汤主之。

呕吐腹泻，汗出，发热畏寒，四肢拘挛紧急，手足厥冷的，是阴盛阳亡的表现，急用四逆汤回阳救逆。

389条：既吐且利，小便复利而大汗出，下利清谷，内寒外热，脉微欲绝者，四逆汤主之。

呕吐腹泻交作，而又小便通畅，大汗淋漓，所泻之物完谷不化，体表发热，脉微弱至极、似有似无，这是内真寒外假热的阴盛格阳证，急用四逆汤回阳救逆。

390条：吐已下断，汗出而厥，四肢拘急不解，脉微欲绝者，通脉四逆加猪胆汁汤主之。

呕吐腹泻已经停止，却见汗出而手足厥冷，四肢挛急不解，脉象微弱、似有似无的，是阴竭阳亡的危候，用通脉四逆加猪胆汤主治。

391条：吐利，发汗，脉平，小烦者，以新虚不胜谷气故也。

上吐下泻且发汗了，脉象平和，但情绪微微烦躁，是病后脾胃虚弱不胜饮食的缘故。

辨阴阳易差后劳复病脉证并治

392条：伤寒阴阳易之为病，其人身体重，少气，少腹里急，或引阴中拘挛，热上冲胸，头重不欲举，眼中生花，膝胫拘急者，烧裈散主之。

伤寒病后因男女交接而发生的阴阳易病，表现为身体沉重，气少不足以息，小腹挛急疼痛，甚或牵引阴部挛急疼痛，热气上冲至胸部，头重不能抬起，眼睛发花，膝与小腿肚拘急痉挛，用烧裈散主治。

烧裈散方：妇人内裤，在靠隐蔽处剪取一块，烧成灰以上一味药，用水冲服一药匙，一日服三次。服后小便很快通畅、阴茎头部稍肿的，这是疾病将要痊愈之兆。如果是妇女患病，则剪取男人内裤烧灰服用。

393条：大病差后，劳复者，枳实栀子豉汤主之。

伤寒大病初愈，因劳累过度而复发，症见发热、心烦、脘腹胀满的，用枳实栀子豉汤主治。

枳实栀子豉汤方：枳实（炙）三枚、栀子（剖开）十四个、豆豉一升（布包），取淘米水七升，空煮至四升，加入枳实、栀子，煎煮成二升，再加入豆豉，煮五、六滚，去掉药渣，分两次温服。服药后，应覆盖衣被，使病人微微出汗。如果内有宿食、大便不通的，可加围棋子大小的大黄五六颗，服药后就会痊愈。

394条：伤寒差以后，更发热，小柴胡汤主之。脉浮者，以汗解之；脉沉实者，以下解之。

伤寒病，病已痊愈，又再发热，如果兼见少阳脉证的，用小柴胡汤主治；如果兼见脉浮的，用发汗法以解表祛邪；如果兼见脉沉实有力的，用攻下法祛除里实。

395条：大病差后，从腰以下有水气者，牡蛎泽泻散主之。

患伤寒大病，痊愈后，自腰以下出现水肿、小便不通畅的，用牡蛎泽泻散主治。

牡蛎泽泻散方：牡蛎（炒）、泽泻、蜀漆（用温水洗，去掉腥味）、葶苈子（炒）、商陆根（炒）、海藻（用水洗，去掉咸味）、栝楼根各等分，以上七味药，分别捣细过筛为散，再放入药臼中研治。每次用米汤调服一方寸匕，每日服三次。服后小便通畅的，停止继续服药。

396条：大病差后，喜唾，久不了了，胸上有寒，当以丸药温之，宜理中丸。

大病愈后，总爱泛吐唾沫，不能自制，长期迁延不愈的，这是脾虚不能摄津、寒饮停聚胸膈所致，应当用丸药温补，可用理中丸。

397条：伤寒解后，虚羸少气，气逆欲吐，竹叶石膏汤主之。

伤寒热病，大热已解，余热未尽，气阴两伤，出现虚弱消瘦、气少不足以息、气逆要呕吐的，用竹叶石膏汤主治。

竹叶石膏汤方：竹叶二把、石膏一斤、半夏（用水洗）半升、麦门冬（去心）一升、人参二两、甘草（炙）二两、粳米半斤，以上七味药，用水一斗，先加入前六味药煎煮至六升，去掉药渣，再加入粳米煎煮，待米熟汤成，去掉米，每次温服一升，每日服三次。

398条：病人脉已解，而日暮微烦，以病新差，人强与谷，脾胃气尚弱，不能消谷，故令微烦，损谷则愈。

病人病脉已解，脉呈平和之象，却每于傍晚时分出现轻微的心烦，这是疾病刚愈，脾胃机能还很虚弱，消化力差，由于勉强进食，不能消化的缘故。此时，只需适当减少饮食，就会痊愈。